健康保卫战

中共温岭市委宣传部
温岭市融媒体中心
温岭市疾病预防控制中心
组织编写

浙江科学技术出版社

图书在版编目（CIP）数据

健康保卫战 / 中共温岭市委宣传部，温岭市融媒体中心，温岭市疾病预防控制中心组织编写. —杭州：浙江科学技术出版社，2021.10

ISBN 978-7-5341-9850-2

Ⅰ.①健…　Ⅱ.①中…②温…③温…　Ⅲ.①健康教育—中国—少儿读物　Ⅳ.①R193-49

中国版本图书馆CIP数据核字(2021)第177864号

书　　名	健康保卫战
组织编写	中共温岭市委宣传部　温岭市融媒体中心　温岭市疾病预防控制中心

出版发行　**浙江科学技术出版社**
　　　　　杭州市体育场路347号　邮政编码：310006
　　　　　办公室电话：0571-85176593
　　　　　销售部电话：0571-85176040
　　　　　网　　址：www.zkpress.com
　　　　　E-mail：zkpress@zkpress.com

排　　版　杭州兴邦电子印务有限公司
印　　刷　浙江海虹彩色印务有限公司

开　　本	880×1230　1/32	印　　张	4.875
字　　数	98 000		
版　　次	2021年10月第1版	印　　次	2021年10月第1次印刷
书　　号	ISBN 978-7-5341-9850-2	定　　价	28.00元

责任编辑　刘　丹	**文字编辑**　黄　乐
责任校对　李亚学	**责任印务**　田　文
责任美编　金　晖	

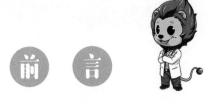

前　言

　　自 2020 年年初以来，面对突如其来的新冠肺炎疫情，在以习近平同志为核心的党中央坚强领导下，全国上下万众一心、众志成城，取得了疫情防控阻击战的重大胜利。战"疫"的过程同时是全民健康素养教育大普及、大提升的过程。进一步加强和提升全民健康素养，已经成为全社会的普遍共识。

　　习近平总书记指出："没有全民健康，就没有全面小康。"近年来，我国坚持以人为本和为人民健康服务的根本宗旨，大力开展健康教育与健康促进工作。少年强，则中国强。青少年处于身心发展的关键时期，养成健康的行为和生活方式对成年期的身心健康至关重要。加强青少年健康教育、提升青少年健康素养，是推进健康中国建设的有力抓手，是卫生强国目标的强力支撑。

　　《"健康中国 2030"规划纲要》提出：将健康教育纳入国民教育体系，把健康教育作为所有教育阶段素质教育的重要内容。以中小学为重点，建立学校健康教育推进机制。构建相关学科教学与教育活动相结合、课堂教育与课外实践相结合、经常性宣传教育与集中式宣传教育相结合的健康教育模式。

　　"曙光狮"是浙江省温岭市原创的正能量网红 IP，在网上有着广泛的影响力和传播力。疫情期间，我们以此为形象载体，针对青少年特别是少年儿童的认知特点，在全国较早推出了亲子类全民健康素养教育连环漫画。这组漫画以讲故事的方式串联解读《中国公民健康素养 66 条》，形式新颖，内容活泼，受到读者的普遍欢迎，非常适合作为当前青少年健康教育的辅助读物。"学习强国"等平台也同步连载了这组漫画。

打赢当前的疫情防控阻击战，我们有着共同意志和坚定信心；打赢破除陋习、提升健康素养的全民战役，同样需要众志成城、全力以赴。我们希望通过这本小册子，为扣好青少年健康教育"第一颗纽扣"做一个小小的助推。

编者

2020 年 10 月

目　录

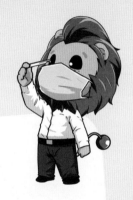

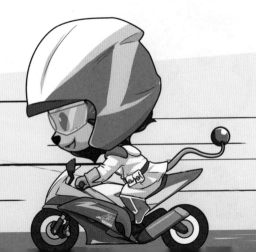

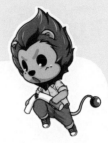

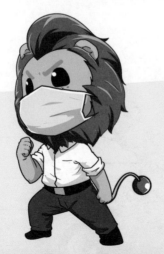

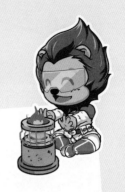

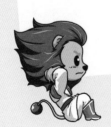

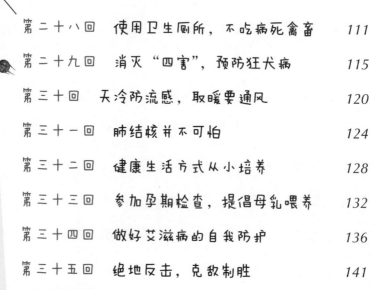

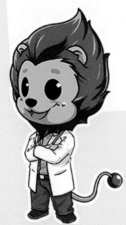

在某个我们不知道的地方，有一个叫健康国的地方。
那里没有烦恼，没有忧愁，每个人都过着快乐的生活。

直到有一天，这里来了一个不速之客……

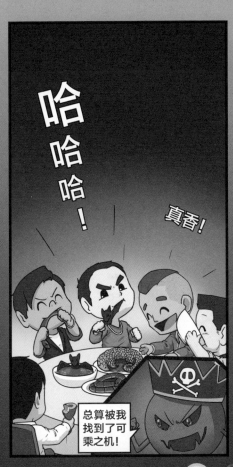

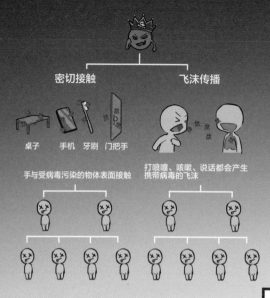

密切接触　　　　　　　　飞沫传播

桌子　手机　牙刷　门把手　　打喷嚏、咳嗽、说话都会产生
手与受病毒污染的物体表面接触　　携带病毒的飞沫

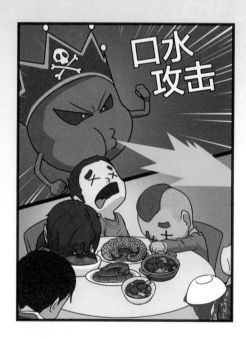

口水
攻击

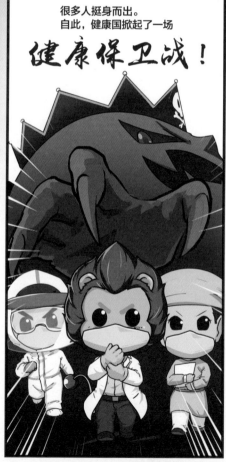

很多人挺身而出。
自此，健康国掀起了一场

健康保卫战！

病毒正在到处蔓延……

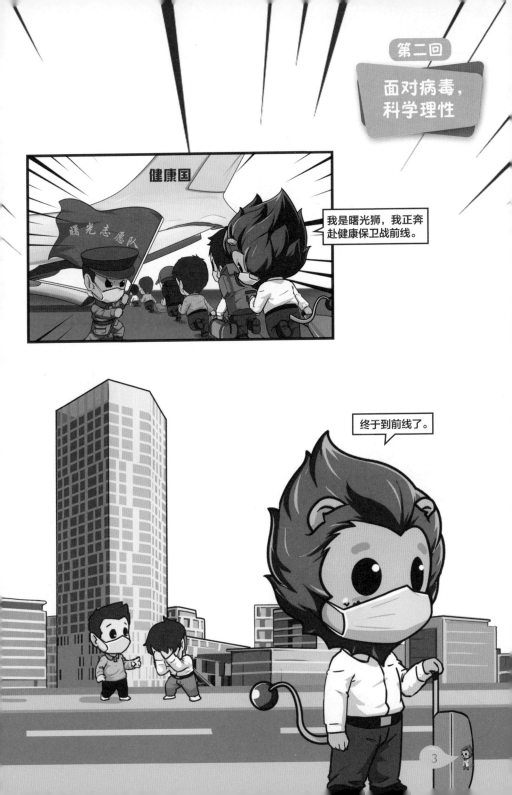

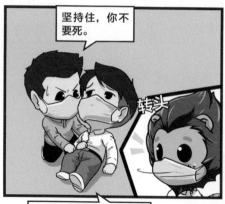

坚持住，你不要死。

我刚才被敌人的口水击中了眼睛，我觉得快要不行了。

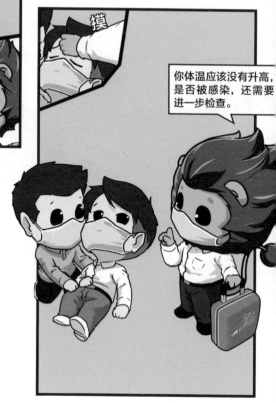

你体温应该没有升高，是否被感染，还需要进一步检查。

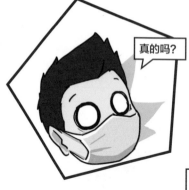

真的吗？

测量一下就知道了。

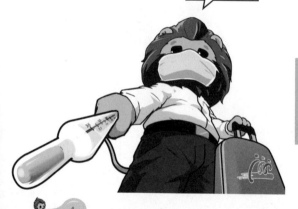

健康素养宝典

会测量脉搏和腋下体温。

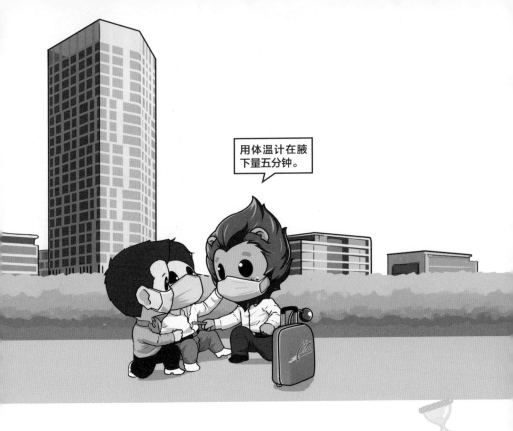

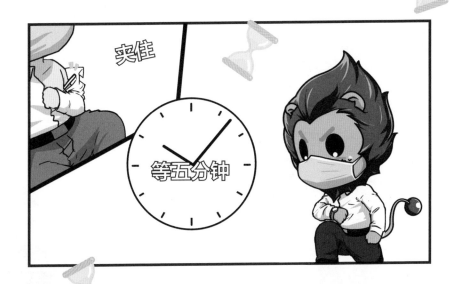

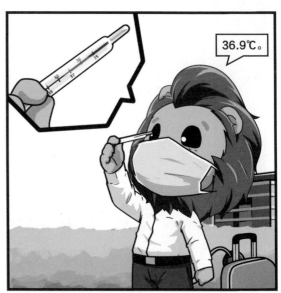

36.9℃。

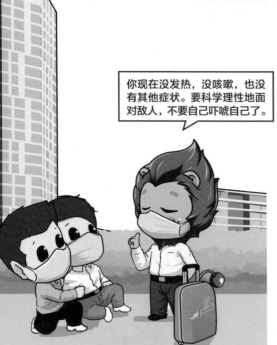

你现在没发热，没咳嗽，也没有其他症状。要科学理性地面对敌人，不要自己吓唬自己了。

健康素养宝典

成年人的正常血压为收缩压≥90mmHg且＜140mmHg，舒张压≥60mmHg且＜90mmHg；腋下正常体温36～37.2℃；正常呼吸频率16～20次/分；正常心率60～100次/分。

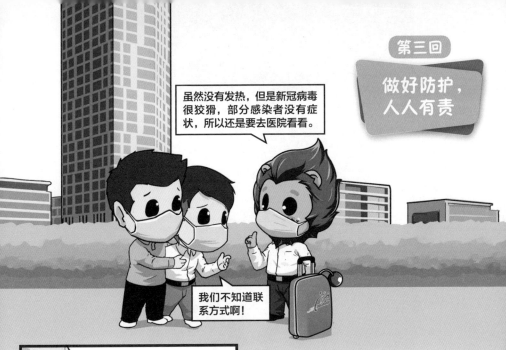

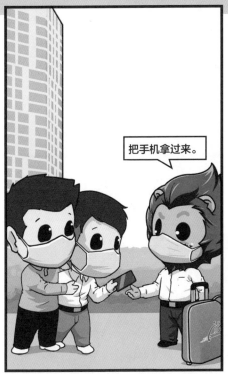

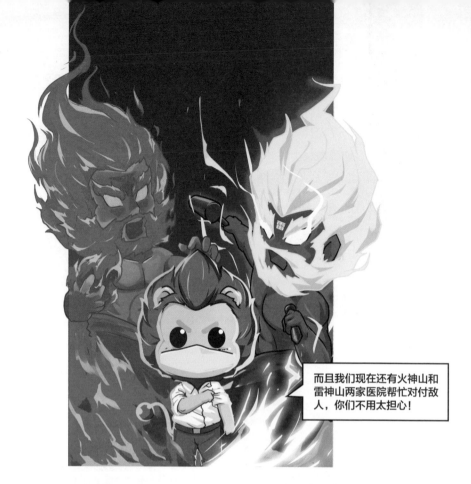

而且我们现在还有火神山和雷神山两家医院帮忙对付敌人，你们不用太担心！

健康素养宝典

寻求紧急医疗救助时拨打120，寻求健康咨询服务时拨打12320。

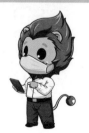

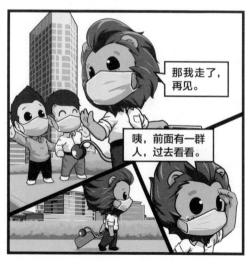

那我走了，再见。

咦，前面有一群人，过去看看。

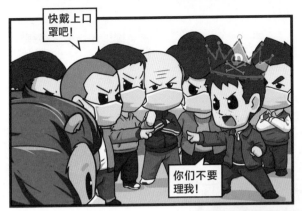

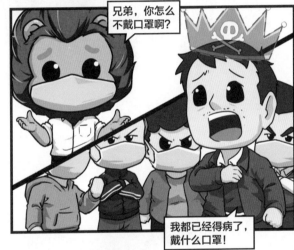

兄弟，你得病了，更需要戴口罩。你不戴口罩，就会把病毒传染给你身边的人，你就会危害身边亲朋好友的健康。现在，你虽然生病了，但是只要配合医生，好好治疗，是能治好的。

健康素养宝典

每个人都有维护自身和他人健康的责任，健康的生活方式能够维护和促进自身健康。

第四回

一个都不能放弃

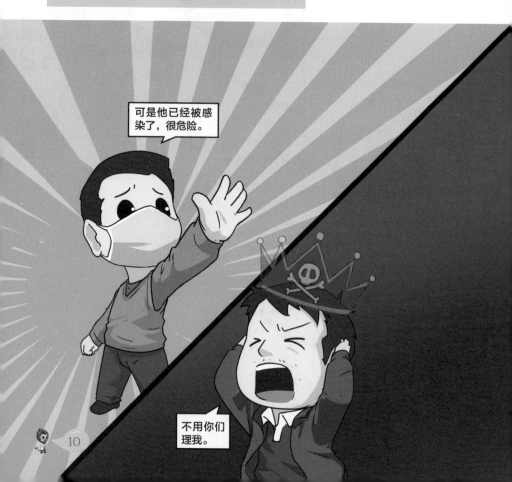

不能放弃！

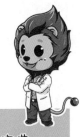

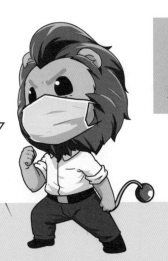

就算他被感染了，他也是我们的同胞，我们一个都不能放弃。而且，只要科学治疗，感染者是可以治愈的。

健康素养宝典

每个人都应当关爱、帮助、不歧视病残人员。

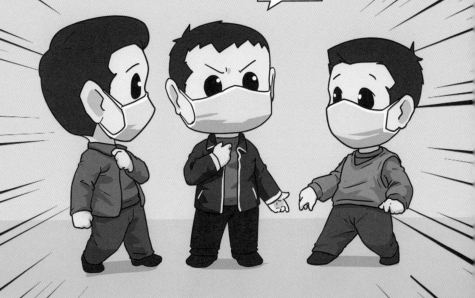

说得好，我来帮你！

制胜法宝

我有一个办法，是预防新冠病毒感染的制胜法宝！

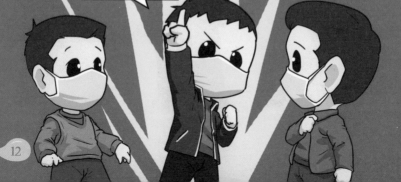

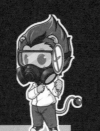

健康素养宝典

　　吸烟和二手烟暴露会导致癌症、心血管疾病、呼吸系统疾病等多种疾病。

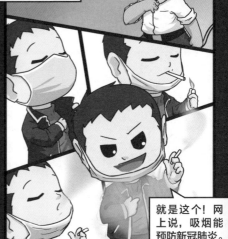

真的吗？快告诉我是什么！

就是这个！网上说，吸烟能预防新冠肺炎。

你可别上了网络谣言的当。吸烟有百害而无一利，还会引来更厉害的"魔王"——癌症！

第五回

吸烟有害健康

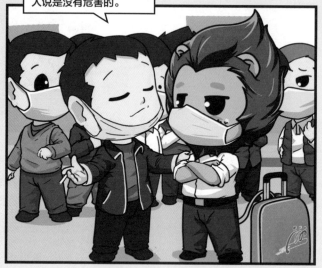

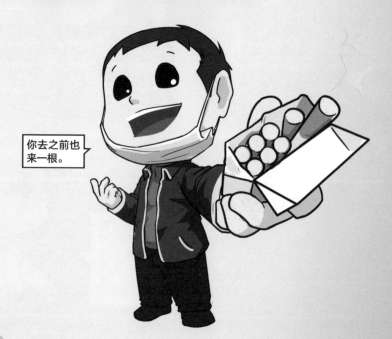

14

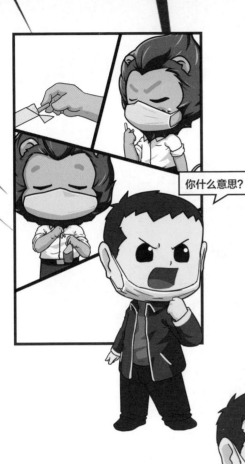

你什么意思？

你被骗了，低焦油、中草药的香烟也是有害的。

骗局

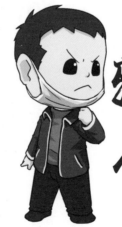

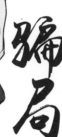

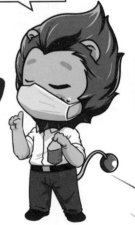

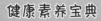

健康素养宝典

"低焦油卷烟""中草药卷烟"
不能降低吸烟带来的危害。

15

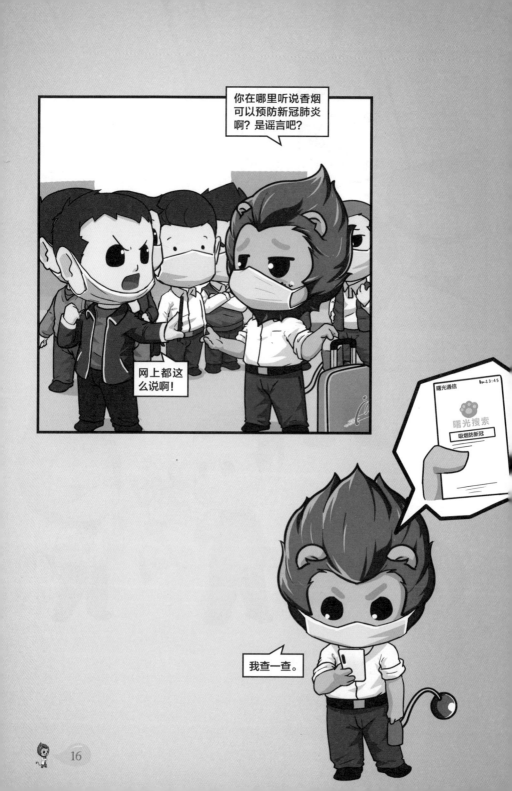

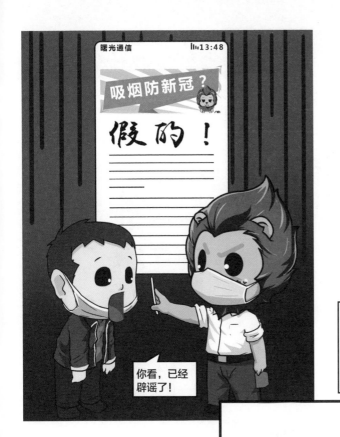

现在网络发达，网上真假信息都有，你要去权威、官方平台获取信息，比如我们的"曙光发布"。要科学面对，学会辨别信息真假，避免上当受骗。

健康素养宝典

关注健康信息，能够获取、理解、甄别、应用健康信息。

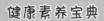

第六回

戒烟有法，洗手有方

就是因为这个，我才开始抽烟的。呜呜，我现在完蛋了，已经有点上瘾了。

我觉得自己快要窒息了……

你应该现在就开始戒烟！

现在还来得及吗？

当然，戒烟越早越好，什么时候戒烟都不晚。

我知道了！

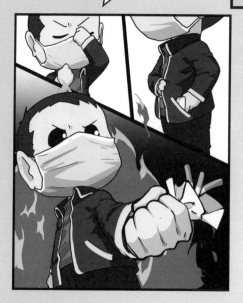

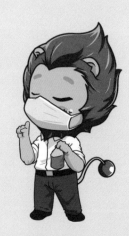

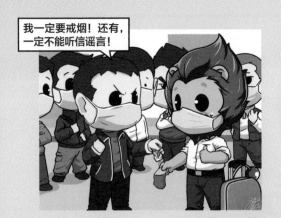

健康素养宝典

任何年龄戒烟均可获益，戒烟越早越好，戒烟门诊可提供专业的戒烟服务。

温岭市戒烟门诊热线电话：
0576-86590023 浙江省肿瘤医院台州院区（周四下午）
0576-89668900 温岭市第一人民医院（周三下午）
0576-86207714 温岭市中医院（周一下午）
0576-89664240 台州市中西医结合医院（周二下午）
13758670120 温岭市城北中心卫生院（周三下午）

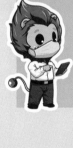

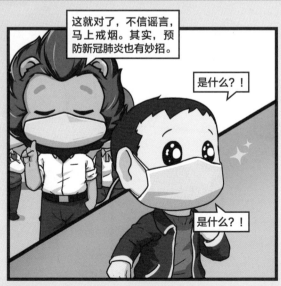

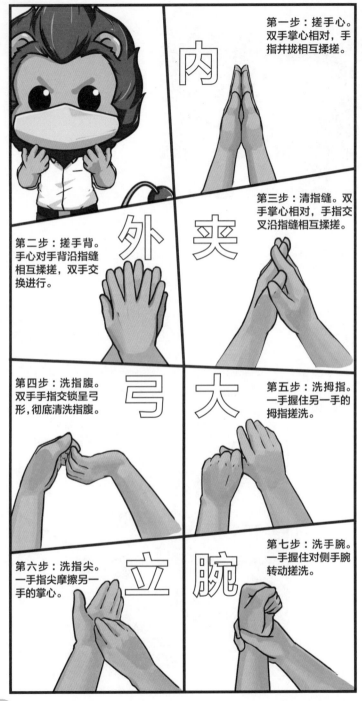

七步洗手法

内

第一步：搓手心。双手掌心相对，手指并拢相互揉搓。

第三步：清指缝。双手掌心相对，手指交叉沿指缝相互揉搓。

外 夹

第二步：搓手背。手心对手背沿指缝相互揉搓，双手交换进行。

弓 大

第四步：洗指腹。双手手指交锁呈弓形，彻底清洗指腹。

第五步：洗拇指。一手握住另一手的拇指搓洗。

立 腕

第七步：洗手腕。一手握住对侧手腕转动搓洗。

第六步：洗指尖。一手指尖摩擦另一手的掌心。

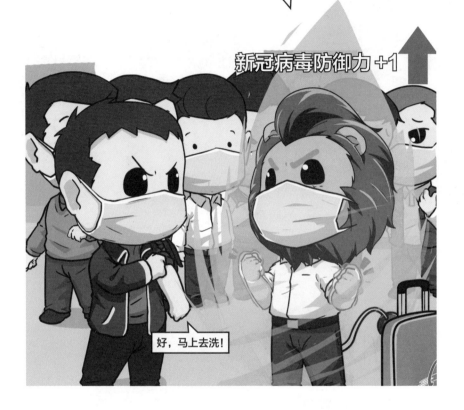

"内外夹弓大立腕"，这是我从大师那里学到的病毒通用防护手法，你们餐前便后要洗手，外出回家、接触垃圾、抚摸动物后也要洗手。洗手时，要注意用流动的水和使用肥皂（或洗手液）洗手，揉搓时间不少于15秒，全程洗手时间不少于40秒，也就是唱两遍生日快乐歌。

新冠病毒防御力+1

好，马上去洗！

健康素养宝典

勤洗手、常洗澡、早晚刷牙、饭后漱口，不共用毛巾和洗漱用品。

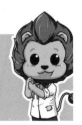

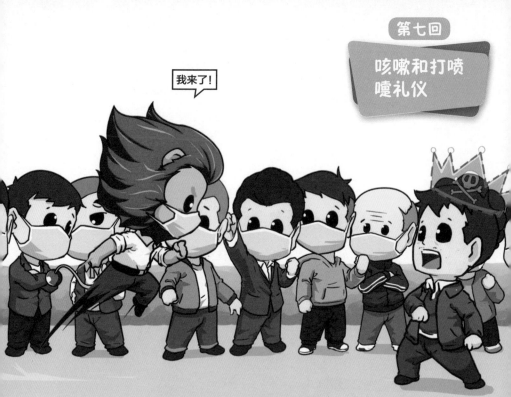

第七回

咳嗽和打喷嚏礼仪

我来了！

等等，我要打喷嚏了。

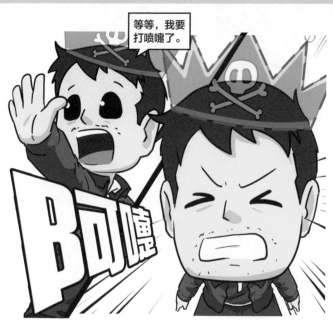

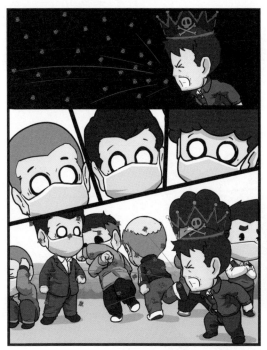

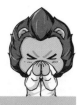

健康素养宝典

不在公共场所吸烟、吐痰，咳嗽、打喷嚏时遮掩口鼻。

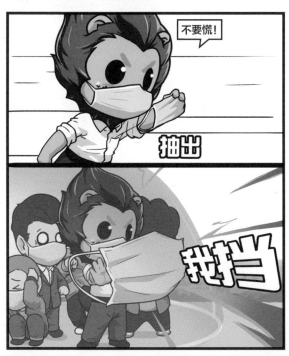

曙光狮小课堂

咳嗽和打喷嚏礼仪

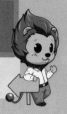

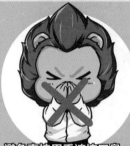

避免直接用手遮掩口鼻。

用纸巾遮掩口鼻。

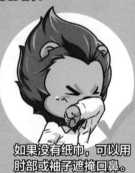

如果没有纸巾，可以用
肘部或袖子遮掩口鼻。

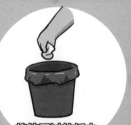

将使用过的纸巾
丢入垃圾桶。

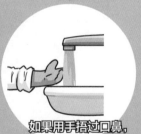

如果用手捂过口鼻，
一定要及时洗手。

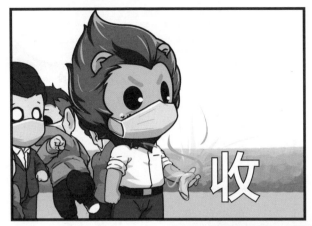

収

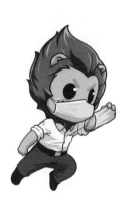

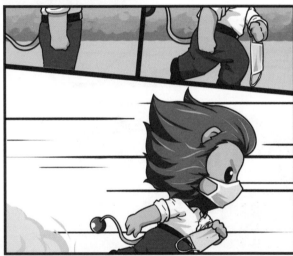

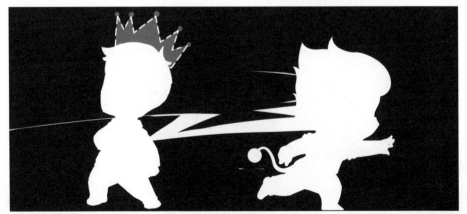

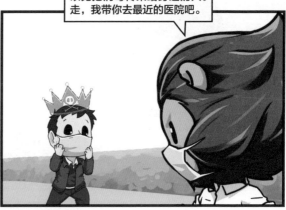

如果你感冒了，不管是在家里还是外出，一定要戴上口罩，以免把病毒传染给身边的人。走，我带你去最近的医院吧。

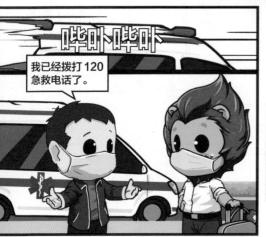

哔呜、哔呜

我已经拨打120急救电话了。

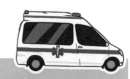

健康素养宝典

科学就医，及时就诊，遵医嘱治疗，理性对待诊疗结果。

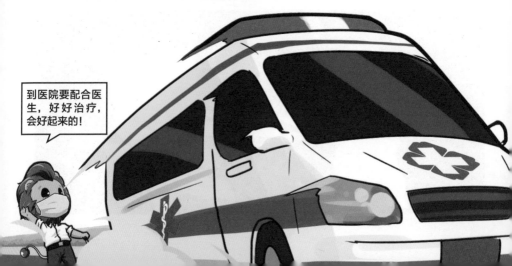

到医院要配合医生，好好治疗，会好起来的！

就这样，曙光狮积极地投身到抗疫前线，用自己的热情与知识，帮助人们对抗新冠病毒。

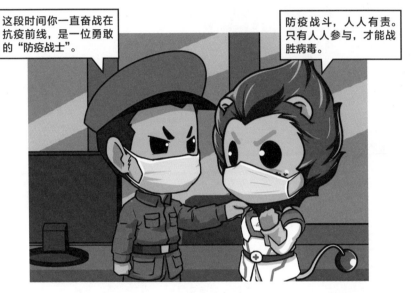

这段时间你一直奋战在抗疫前线，是一位勇敢的"防疫战士"。

防疫战斗，人人有责。只有人人参与，才能战胜病毒。

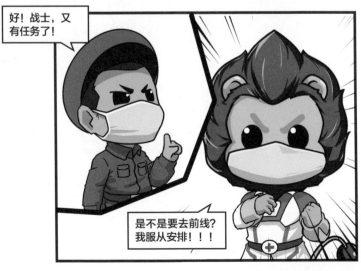

好！战士，又有任务了！

是不是要去前线？我服从安排！！！

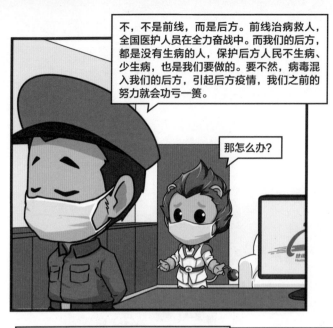

不，不是前线，而是后方。前线治病救人，全国医护人员在全力奋战中。而我们的后方，都是没有生病的人，保护后方人民不生病、少生病，也是我们要做的。要不然，病毒混入我们的后方，引起后方疫情，我们之前的努力就会功亏一篑。

那怎么办？

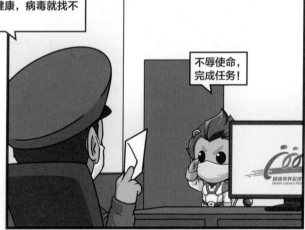

狡猾的病毒总是千方百计地想找没有防护、适应性不良、抵抗力不强的人群。你的任务就是帮助他们保持身体、心理和社会适应的完好状态。只要他们身心健康，病毒就找不到空子使坏了。

不辱使命，完成任务！

健康素养宝典

健康不仅仅是没有疾病或虚弱，而是身体、心理和社会适应的完好状态。

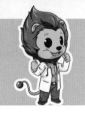

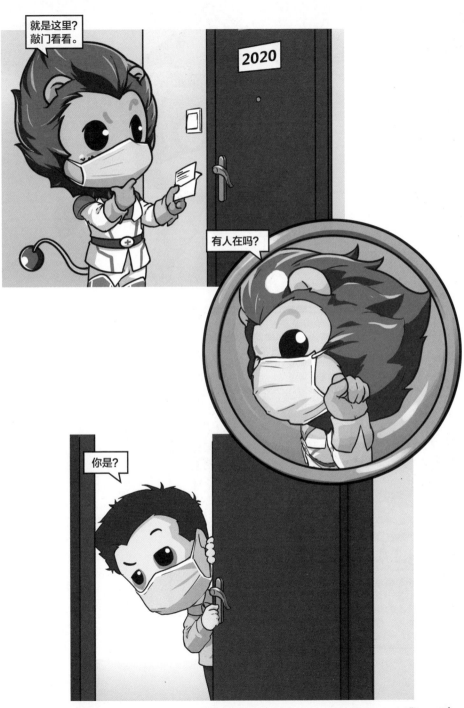

29

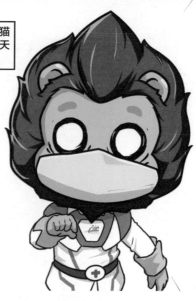

天哪，两只"熊猫眼"！请问你昨天几点钟睡的？

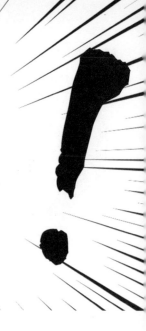

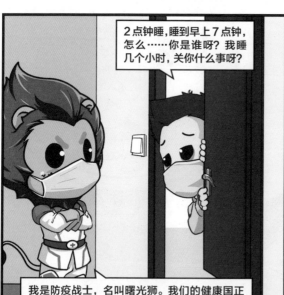

2点钟睡,睡到早上7点钟,怎么……你是谁呀？我睡几个小时,关你什么事呀？

我是防疫战士，名叫曙光狮。我们的健康国正在发生一场"人类和病毒"的大战。接下来，我将全力保护大家的身心健康，但是需要你一起参与，你的健康，你自己负责。为了提高免疫力，一般成人每天要睡7～8小时。

健康素养宝典

劳逸结合，每天保证7～8小时睡眠。

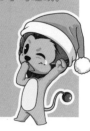

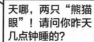

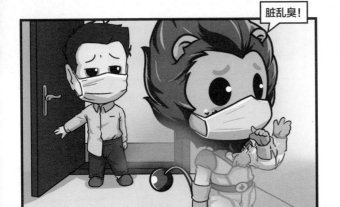

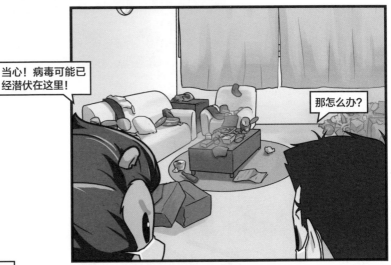

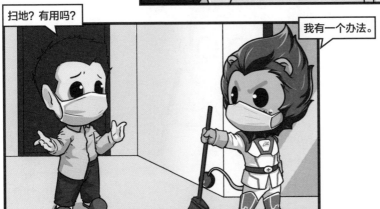

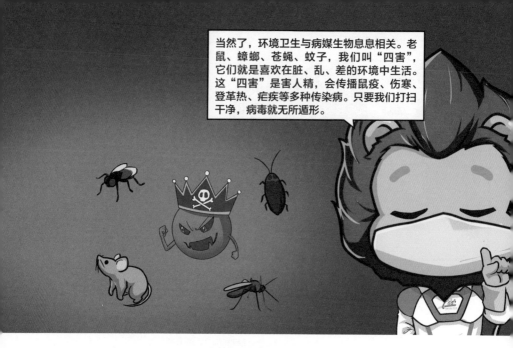

当然了，环境卫生与病媒生物息息相关。老鼠、蟑螂、苍蝇、蚊子，我们叫"四害"，它们就是喜欢在脏、乱、差的环境中生活。这"四害"是害人精，会传播鼠疫、伤寒、登革热、疟疾等多种传染病。只要我们打扫干净，病毒就无所遁形。

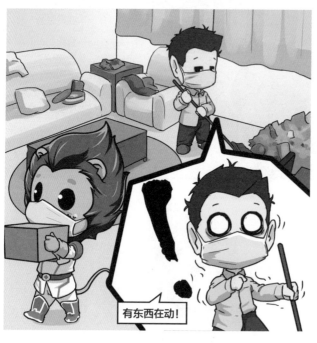

有东西在动！

健康素养宝典

环境与健康息息相关，保护环境，促进健康。

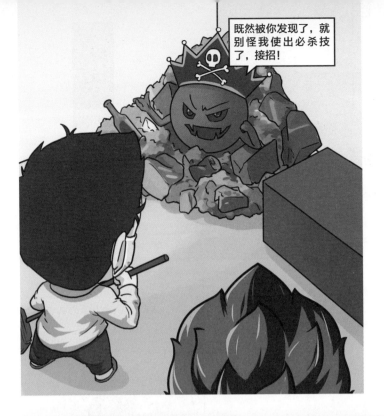

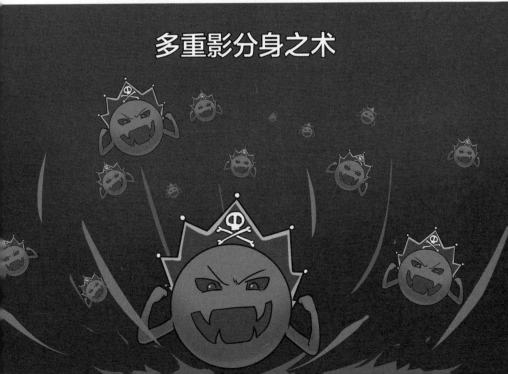

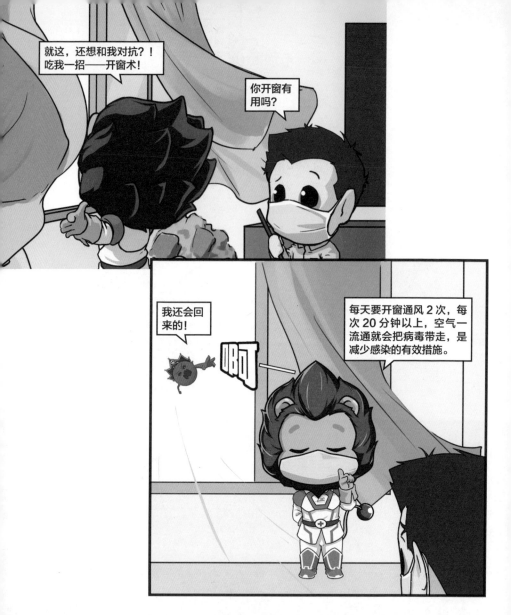

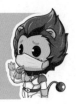

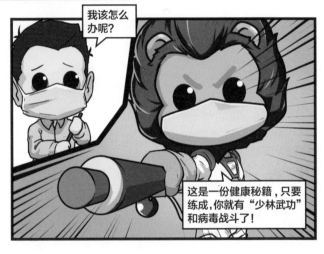

真危险啊，还好有你，曙光狮。

它肯定不会轻易罢休的，你要保持健康的生活方式，不给它可乘之机。

我该怎么办呢？

这是一份健康秘籍，只要练成，你就有"少林武功"和病毒战斗了！

打开

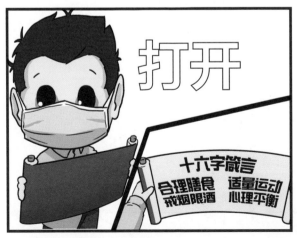

十六字箴言
合理膳食　适量运动
戒烟限酒　心理平衡

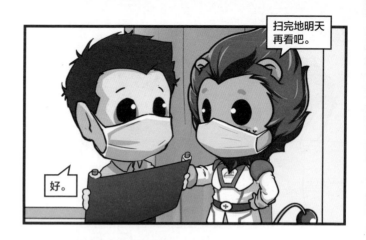

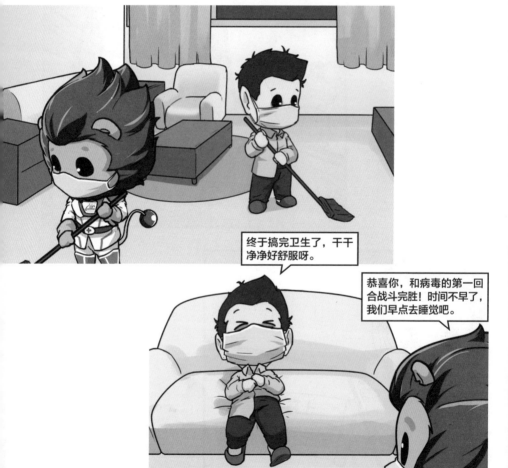

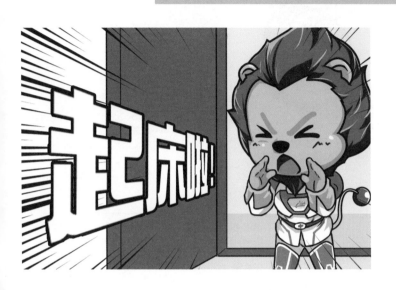

这才几点啊，这是要干吗？

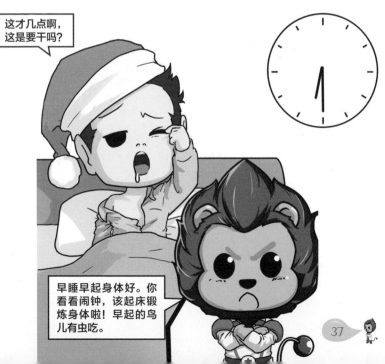

早睡早起身体好。你看看闹钟，该起床锻炼身体啦！早起的鸟儿有虫吃。

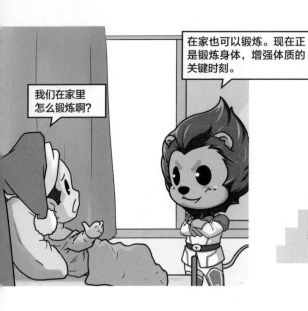

我们在家里怎么锻炼啊？

在家也可以锻炼。现在正是锻炼身体，增强体质的关键时刻。

千步是把尺，活动有量度

洗碗 15 分钟

中速步行 10 分钟

手洗衣服、做早操、做工间操 9 分钟

拖地板 8 分钟

骑自行车、打乒乓球 7 分钟

打羽毛球 6 分钟

跳绳、慢跑 3 分钟

完成每一阶梯内相应时间的活动，相当于走了 1000 步

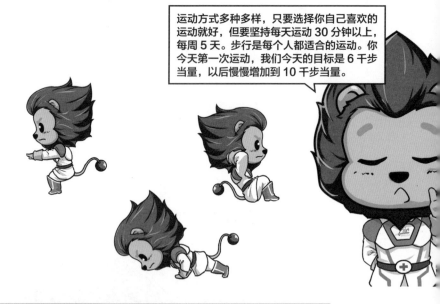

运动方式多种多样，只要选择你自己喜欢的运动就好，但要坚持每天运动 30 分钟以上，每周 5 天。步行是每个人都适合的运动。你今天第一次运动，我们今天的目标是 6 千步当量，以后慢慢增加到 10 千步当量。

健康素养宝典

成年人每日应当进行 6 千步当量至 10 千步当量的身体活动，动则有益，贵在坚持。

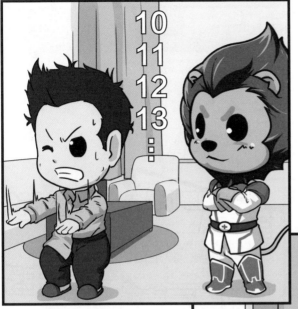

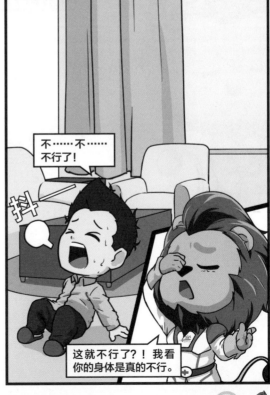

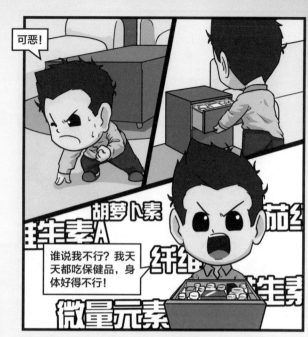

保健品不是万能的，也不是药品，只针对特定人群有效，缺什么补什么。对于我们健康人群，坚持适量运动和平衡膳食，才是最好的"保健品"。

坚持适量运动

＋

平衡膳食

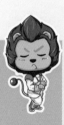

健康素养宝典

保健食品不是药品，正确选用保健食品。

 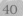

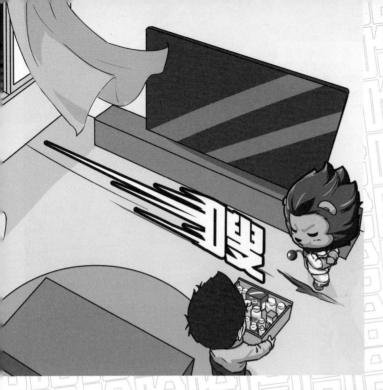

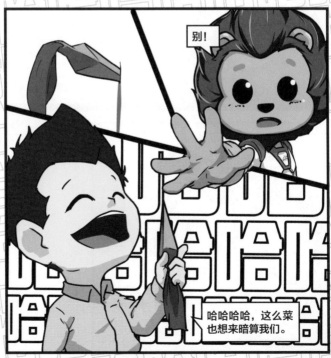

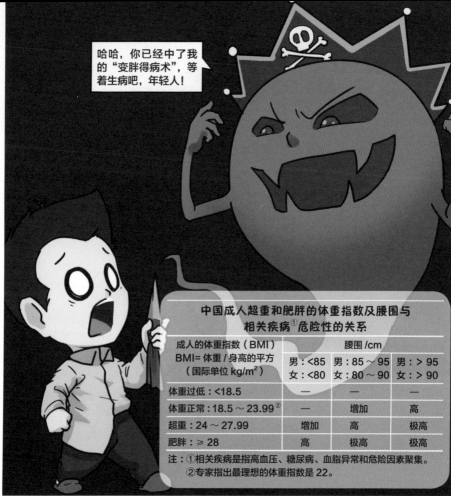

哈哈，你已经中了我的"变胖得病术"，等着生病吧，年轻人！

中国成人超重和肥胖的体重指数及腰围与相关疾病[1]危险性的关系

成人的体重指数（BMI） BMI= 体重 / 身高的平方 （国际单位 kg/m²）	腰围 /cm		
	男：<85 女：<80	男：85～95 女：80～90	男：> 95 女：> 90
体重过低：<18.5	—	—	—
体重正常：18.5～23.99[2]	—	增加	高
超重：24～27.99	增加	高	极高
肥胖：≥ 28	高	极高	极高

注：①相关疾病是指高血压、糖尿病、血脂异常和危险因素聚集。
②专家指出最理想的体重指数是 22。

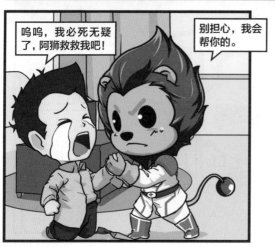

呜呜，我必死无疑了，阿狮救救我吧！

别担心，我会帮你的。

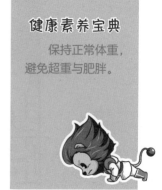

健康素养宝典

保持正常体重，
避免超重与肥胖。

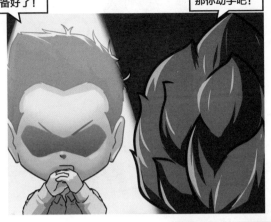

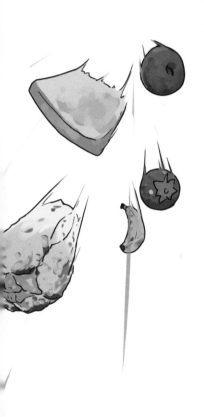

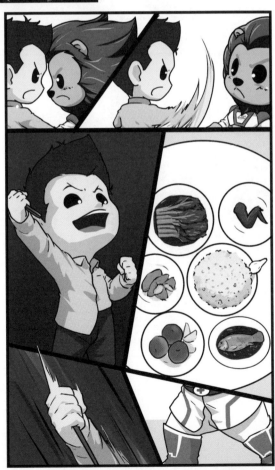

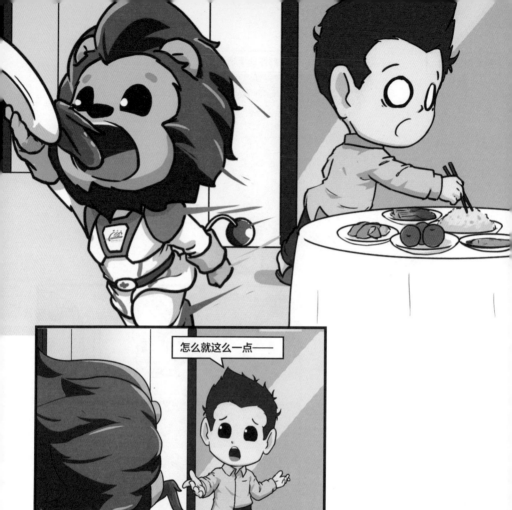

怎么就这么一点——

够了够了。均衡多样的饮食，不仅可以提高我们的免疫力，还能维持正常的体重。想要健康，合理膳食，食不过饱。

健康素养宝典

膳食应当以谷类为主，多吃蔬菜、水果和薯类，注意荤素、粗细搭配。

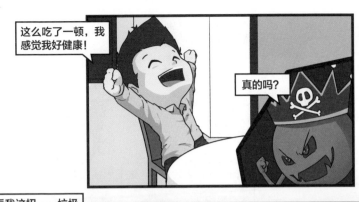

这么吃了一顿，我感觉我好健康！

真的吗？

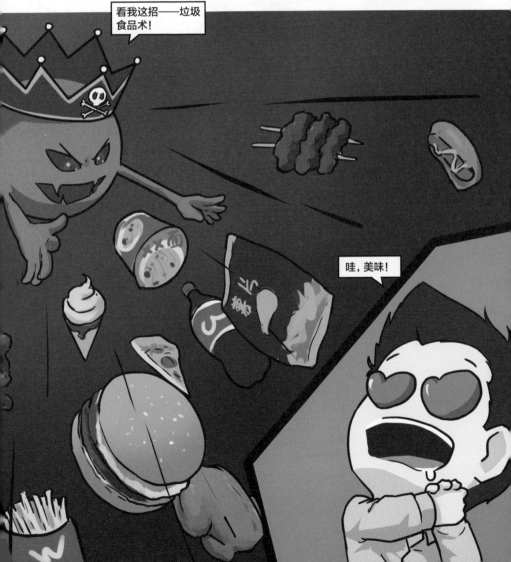

看我这招——垃圾食品术！

哇，美味！

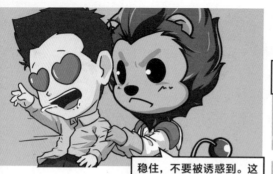

稳住，不要被诱惑到。这些垃圾食品，多油、多盐、高热量，不利于身体健康！

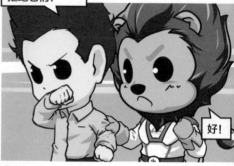

好，我们一起来拒绝它们！

好！

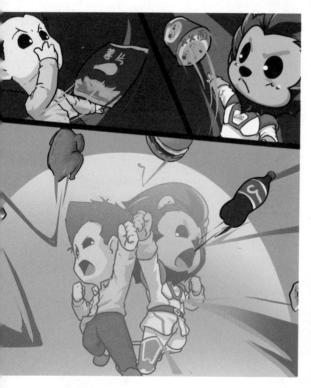

健康素养宝典

膳食要清淡，要少油、少盐、少糖，食用合格碘盐。

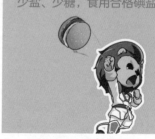

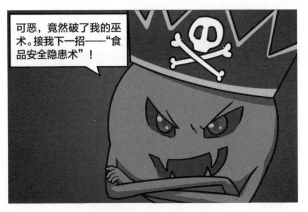

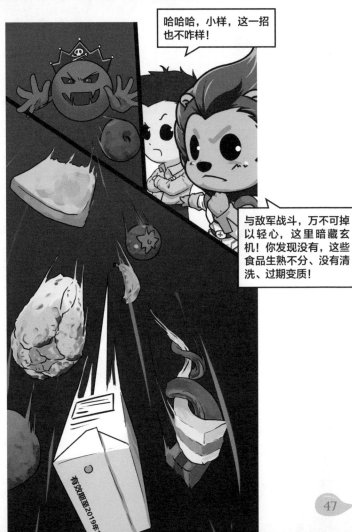

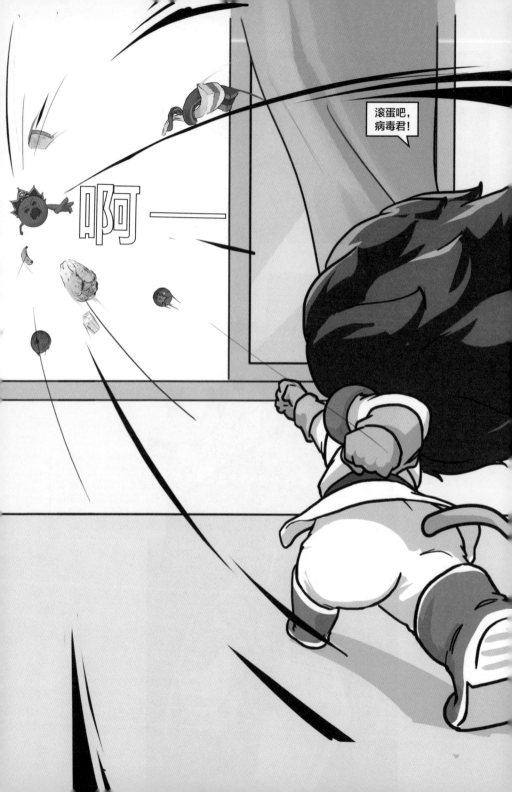

健康素养宝典

生、熟食品要分开存放和加工，生吃蔬菜水果要洗净，不吃变质、超过保质期的食品。

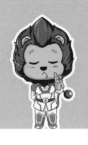

> 阿狮，多亏了你，才能把它打跑，而我却没有帮上你什么忙。

> 那要不我再教你一招，想学吗？

> 好啊好啊，快教我！

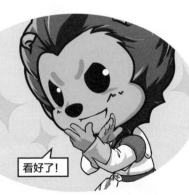

> 看好了！

八水神功

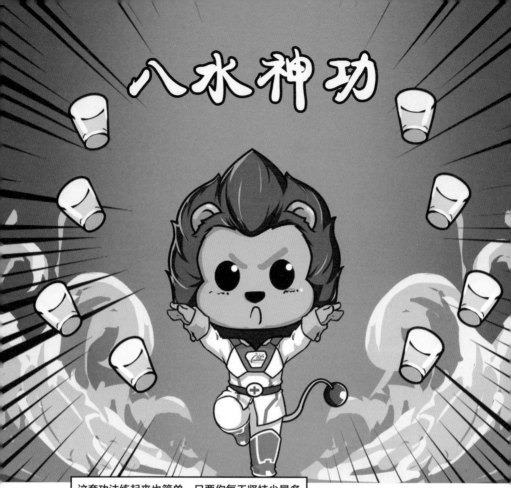

这套功法练起来也简单，只要你每天坚持少量多次喝完这 8 杯水，1500~1700ml，就能练成这套神功。不过要注意，不能临时抱佛脚，一次性喝太多，要从早到晚，少量多次，而且是白开水哦。

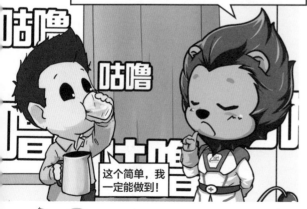

这个简单，我一定能做到！

健康素养宝典

讲究饮水卫生，每天适量饮水。

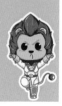

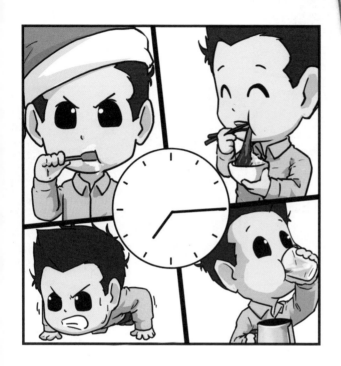

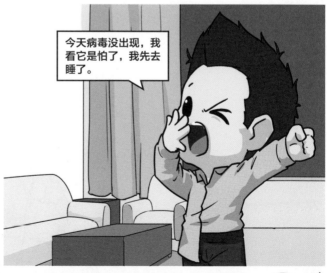

今天病毒没出现，我看它是怕了，我先去睡了。

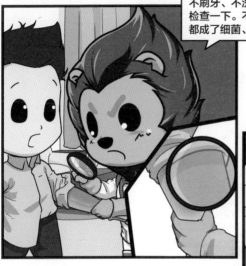

不刷牙、不洗澡就睡觉，让我来检查一下。不好！你这一身臭汗都成了细菌、病毒繁殖的温床了。

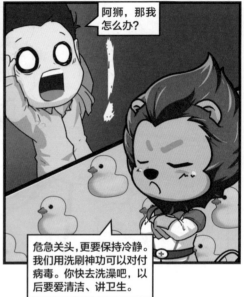

阿狮，那我怎么办？

危急关头，更要保持冷静。我们用洗刷神功可以对付病毒。你快去洗澡吧，以后要爱清洁、讲卫生。

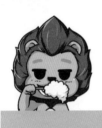

健康素养宝典

勤洗手、常洗澡、早晚刷牙、饭后漱口，不共用毛巾和洗漱用品。

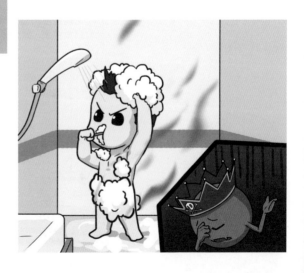

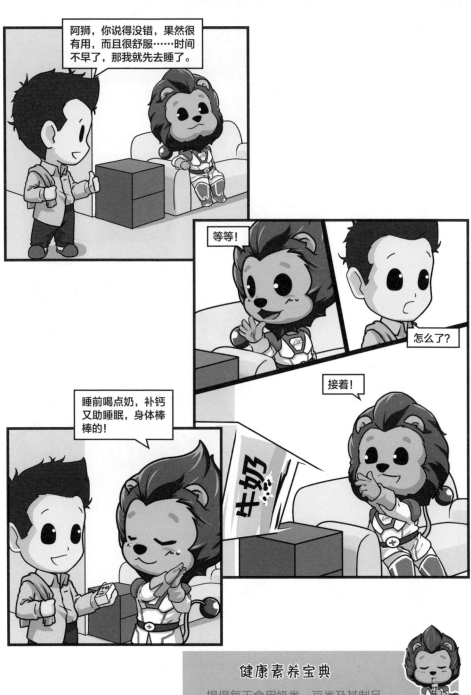

健康素养宝典

提倡每天食用奶类、豆类及其制品。

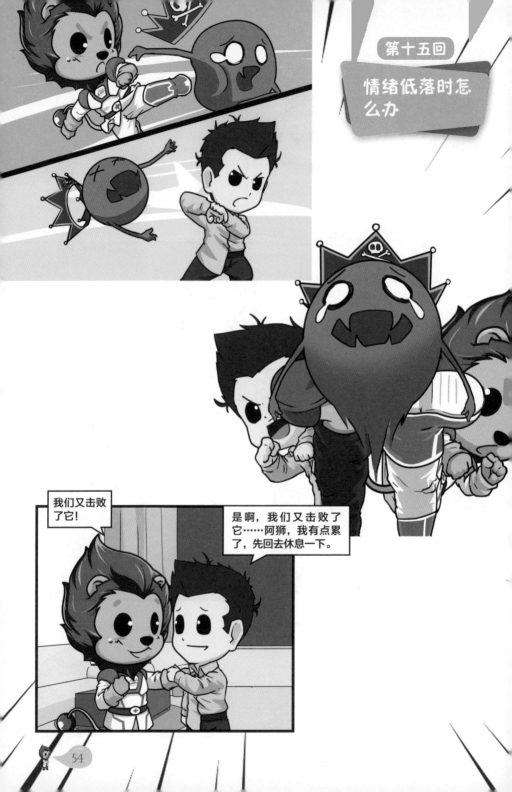

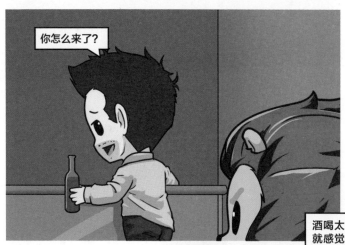

你怎么来了？

酒喝太多可不好呀，白天就感觉你魂不守舍，有什么心事就跟我说说吧！

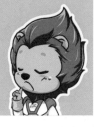

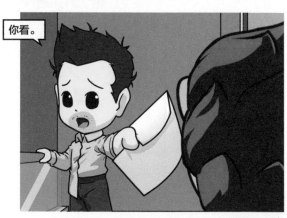

你看。

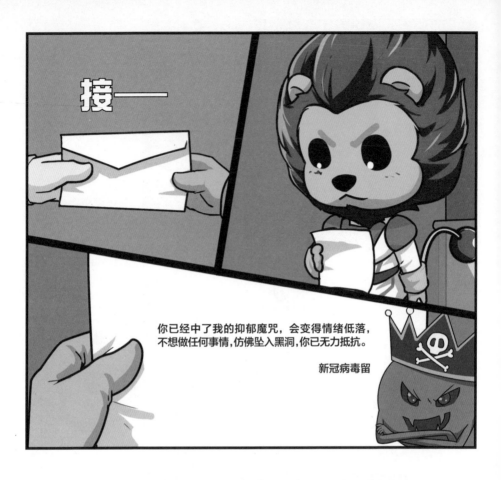

接——

你已经中了我的抑郁魔咒，会变得情绪低落，不想做任何事情，仿佛坠入黑洞，你已无力抵抗。

新冠病毒留

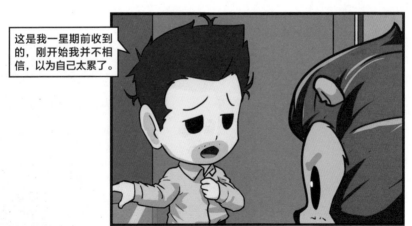

这是我一星期前收到的，刚开始我并不相信，以为自己太累了。

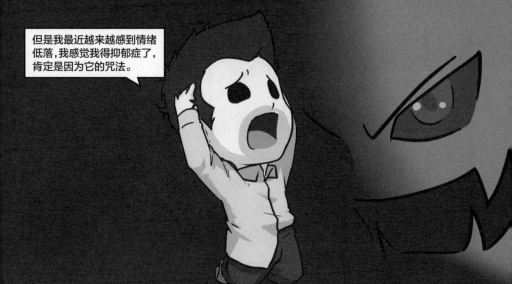

但是我最近越来越感到情绪低落，我感觉我得抑郁症了，肯定是因为它的咒法。

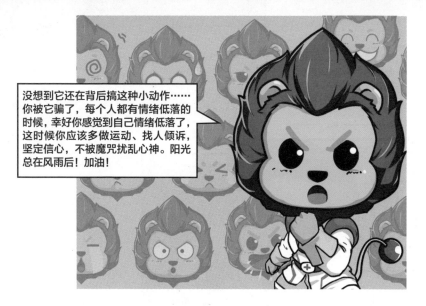

没想到它还在背后搞这种小动作……你被它骗了，每个人都有情绪低落的时候，幸好你感觉到自己情绪低落了，这时候你应该多做运动、找人倾诉，坚定信心，不被魔咒扰乱心神。阳光总在风雨后！加油！

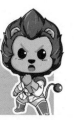

健康素养宝典

每个人都可能出现抑郁和焦虑情绪，正确认识抑郁症和焦虑症。

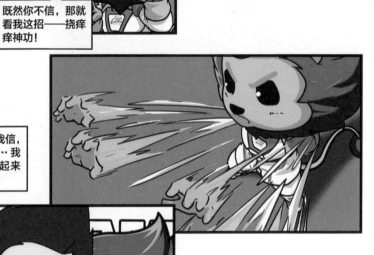

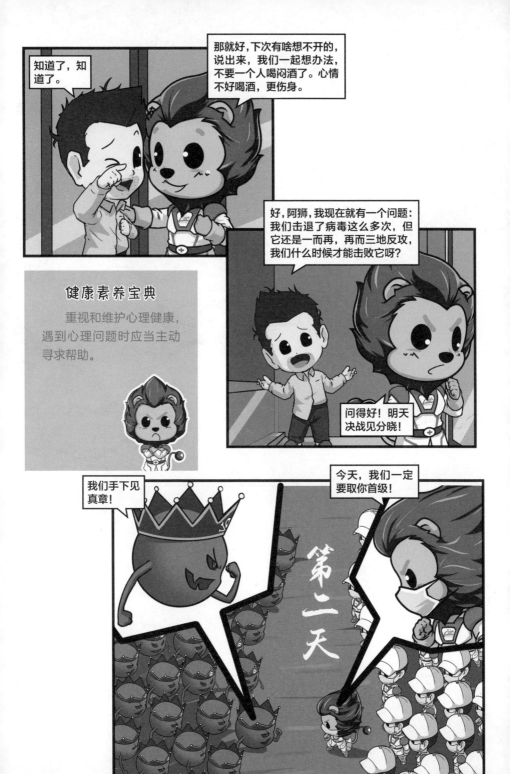

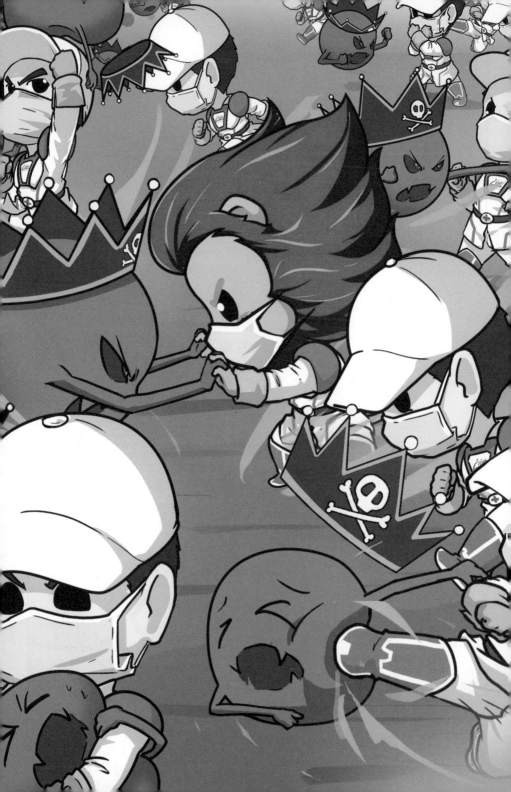

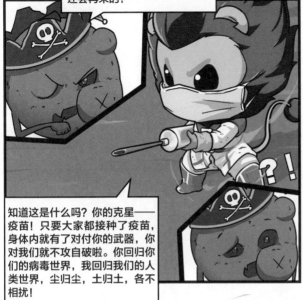

你们能够击败我，却不能杀死我。今天我虽然输了，但是我还会再来的！

知道这是什么吗？你的克星——疫苗！只要大家都接种了疫苗，身体内就有了对付你的武器，你对我们就不攻自破啦。你回归你们的病毒世界，我回归我们的人类世界，尘归尘，土归土，各不相扰！

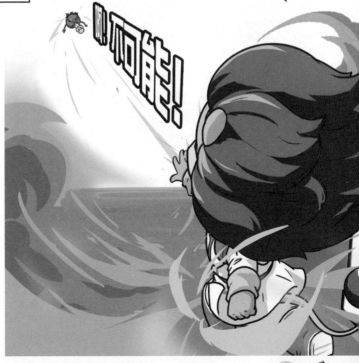

永别，不用再回来了！

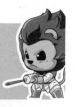

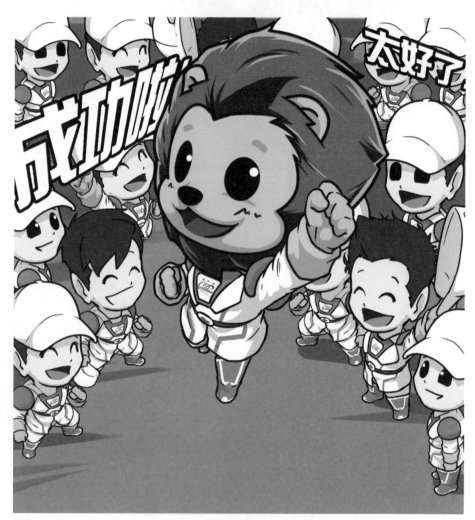

经过艰苦卓绝的战斗，我们最终
赢得了这场健康保卫战的胜利！

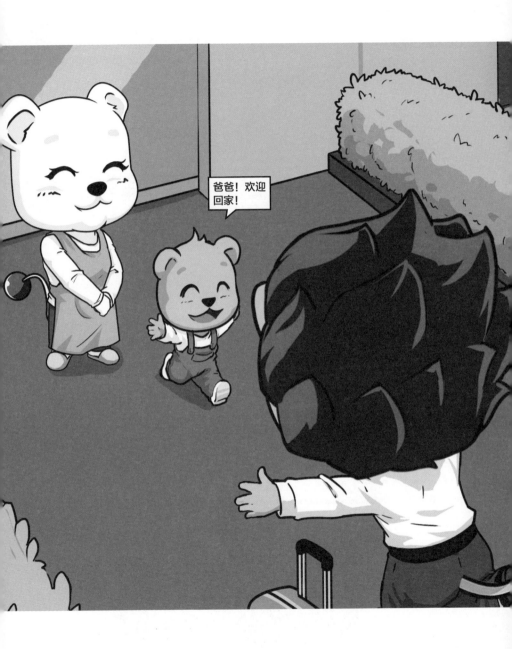

在跟新冠病毒的战斗中，曙光狮明白了健康的意义，他决定做一名职业健康卫士。

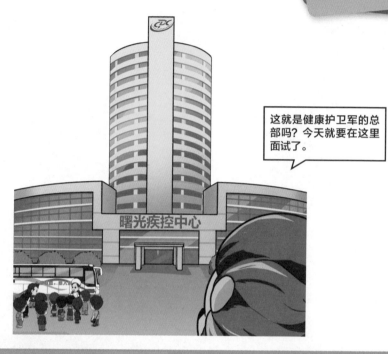

这就是健康护卫军的总部吗？今天就要在这里面试了。

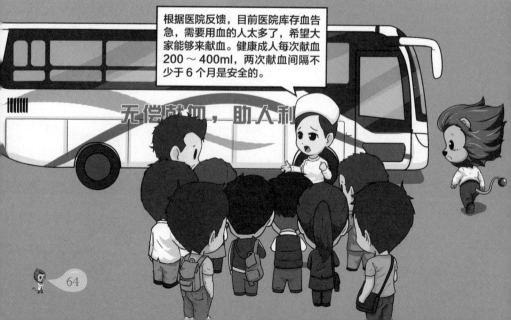

根据医院反馈，目前医院库存血告急，需要用血的人太多了，希望大家能够来献血。健康成人每次献血200～400ml，两次献血间隔不少于6个月是安全的。

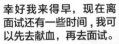

幸好我来得早，现在离面试还有一些时间，我可以先去献血，再去面试。

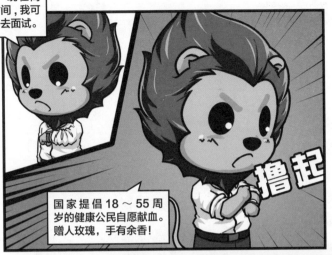

撸起

国家提倡18～55周岁的健康公民自愿献血。赠人玫瑰，手有余香！

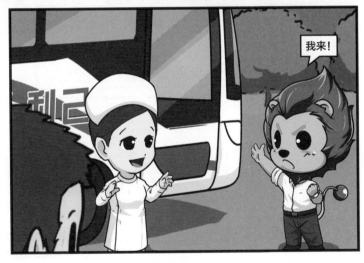

我来！

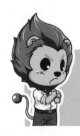

健康素养宝典

无偿献血，助人利己。

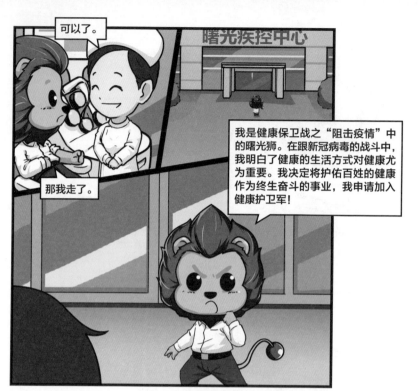

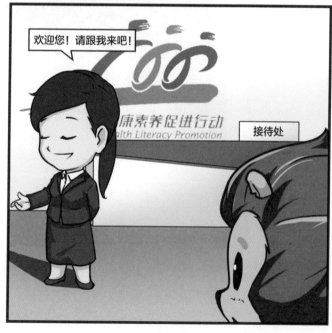

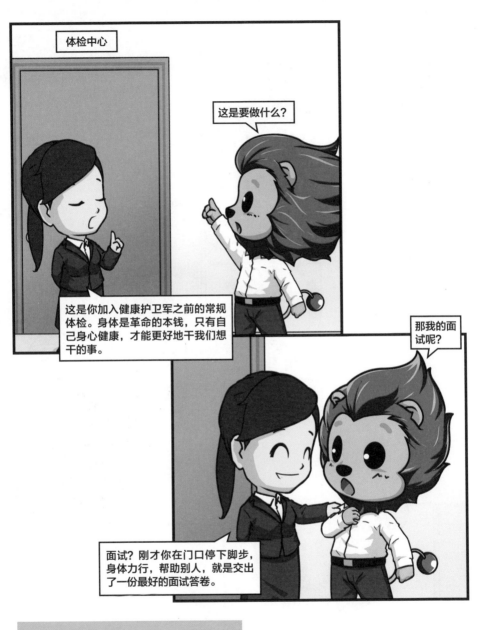

体检中心

这是要做什么?

这是你加入健康护卫军之前的常规体检。身体是革命的本钱，只有自己身心健康，才能更好地干我们想干的事。

那我的面试呢?

面试? 刚才你在门口停下脚步，身体力行，帮助别人，就是交出了一份最好的面试答卷。

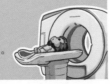

健康素养宝典
定期进行健康体检。

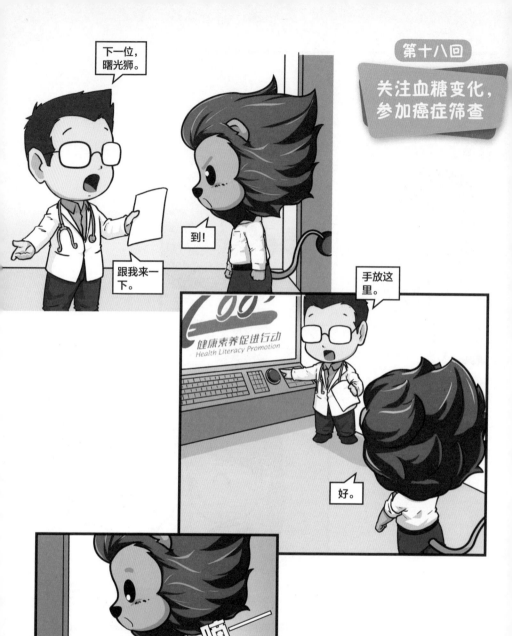

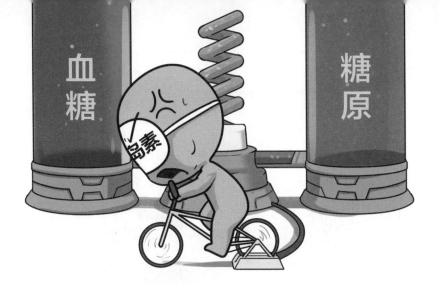

阿狮，你的胰岛素一切正常，正在卖力地工作，你早上没吃饭，现在血糖5.2mmol/L，属于正常。如果你的空腹血糖 ≥ 7.0mmo/L；或者你吃过饭，任何时候血糖 ≥ 11.1mmol/L，就是得了糖尿病。祝贺你，阿狮，这说明你的生活方式很健康，请继续保持平衡饮食、适量运动、戒烟限酒，远离糖尿病。

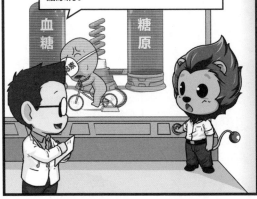

健康素养宝典

关注血糖变化，控制糖尿病危险因素，糖尿病患者应当加强自我健康管理。

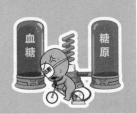

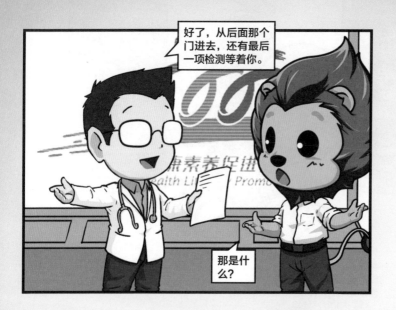

好了，从后面那个门进去，还有最后一项检测等着你。

那是什么？

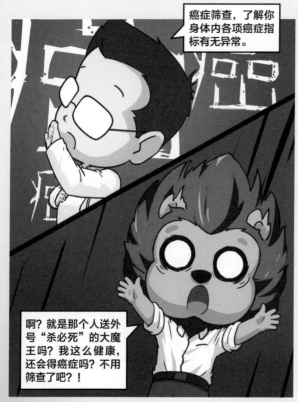

癌症筛查，了解你身体内各项癌症指标有无异常。

这个"杀必死"的外号也不尽然。癌症大魔王最擅长多方联手，然后使用"恶化爆弹"。我们平时保持健康的生活方式，可以有效地防御癌症大魔王的第一道进攻：多方联手。

啊？就是那个人送外号"杀必死"的大魔王吗？我这么健康，还会得癌症吗？不用筛查了吧？！

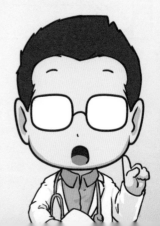

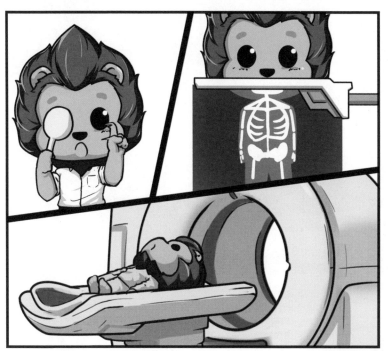

恭喜你，所有检查都通过了。

哈哈，太好了！

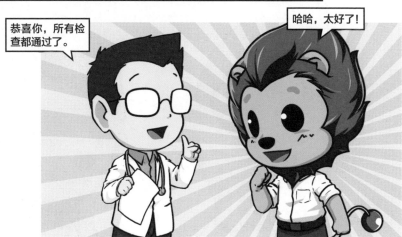

健康素养宝典

积极参加癌症筛查，及早发现癌症和癌前病变。

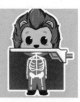

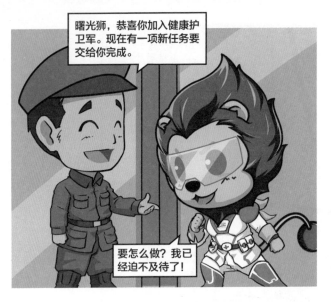

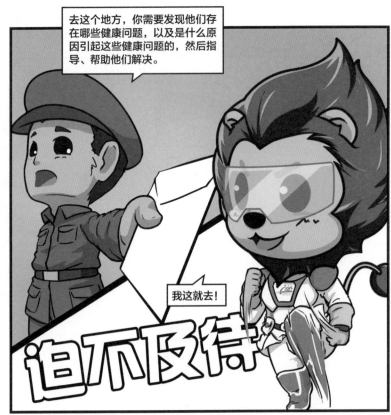

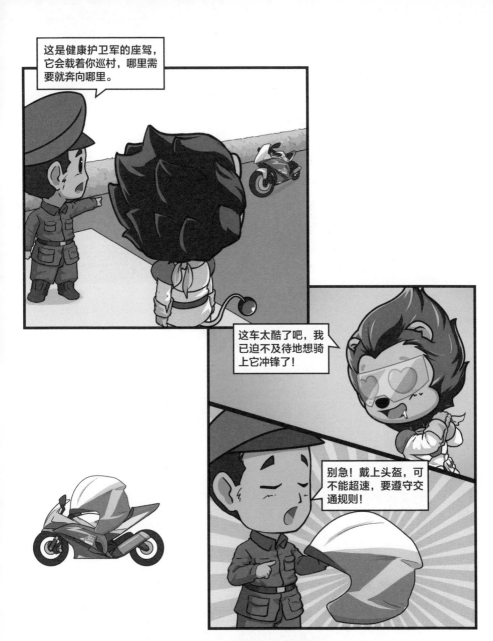

这是健康护卫军的座驾，它会载着你巡村，哪里需要就奔向哪里。

这车太酷了吧，我已迫不及待地想骑上它冲锋了！

别急！戴上头盔，可不能超速，要遵守交通规则！

健康素养宝典

戴头盔、系安全带，不超速、不酒驾、不疲劳驾驶，减少道路交通伤害。

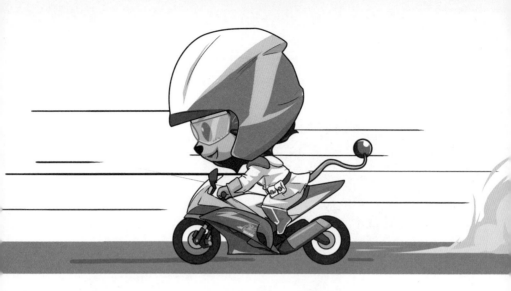

健康文化礼堂

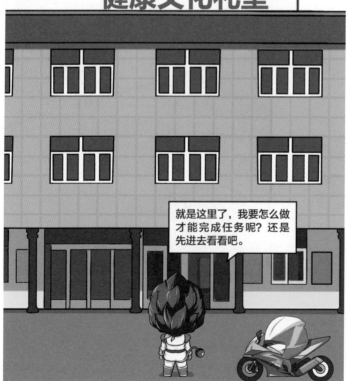

就是这里了，我要怎么做才能完成任务呢？还是先进去看看吧。

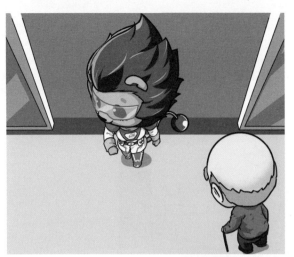

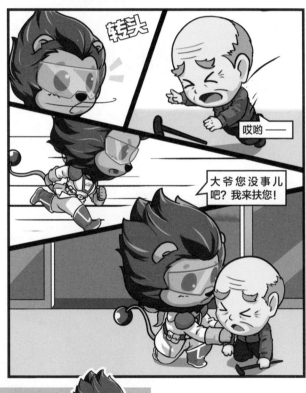

健康素养宝典

关爱老年人，预防老年人跌倒，识别老年期痴呆。

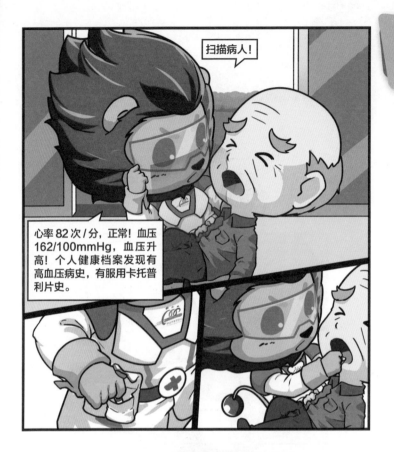

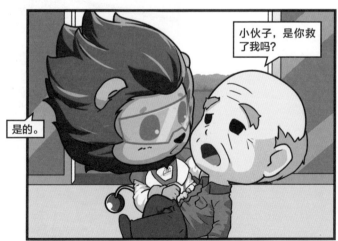

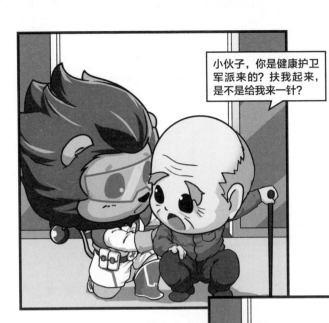

小伙子，你是健康护卫军派来的？扶我起来，是不是给我来一针？

不用不用，老人家，您这是高血压，要吃降压药，不用打针。

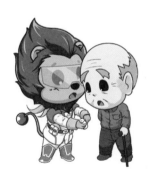

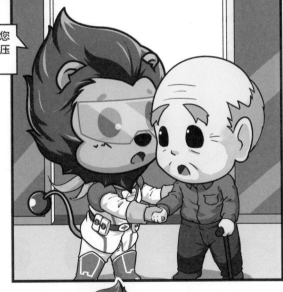

健康素养宝典

合理用药，能口服不肌注，能肌注不输液，在医生指导下使用抗生素。

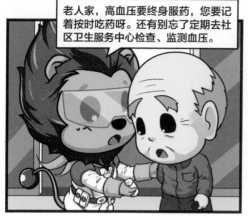

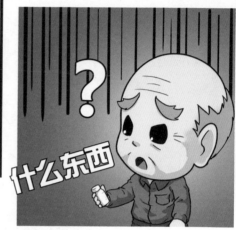

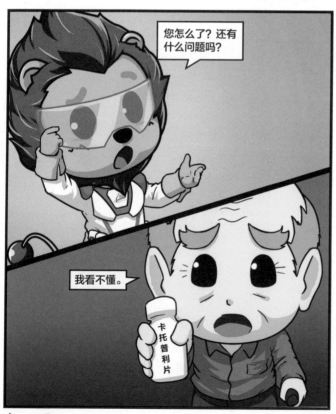

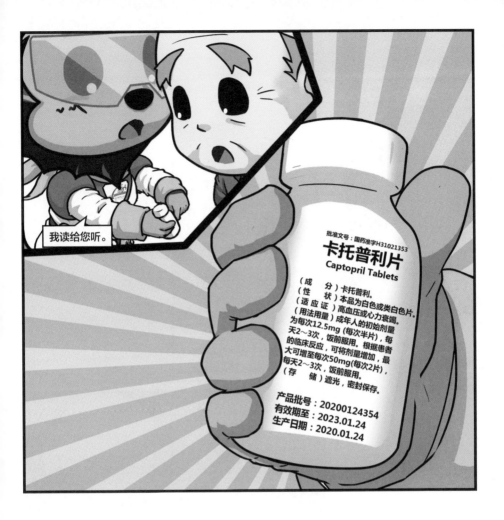

我读给您听。

批准文号：国药准字H31021353

卡托普利片
Captopril Tablets

（成　　分）卡托普利。
（性　　状）本品为白色或类白色片。
（适 应 证）高血压或心力衰竭。
（用法用量）成年人的初始剂量为每次12.5mg（每次半片），每天2～3次，饭前服用。根据患者的临床反应，可将剂量增加，最大可增至每次50mg（每次2片），每天2～3次，饭前服用。
（存　　储）遮光，密封保存。

产品批号：20200124354
有效期至：2023.01.24
生产日期：2020.01.24

健康素养宝典

　　能看懂食品、药品、保健品的标签和说明书。

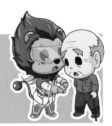

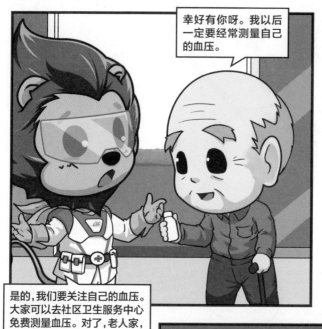

幸好有你呀。我以后一定要经常测量自己的血压。

是的,我们要关注自己的血压。大家可以去社区卫生服务中心免费测量血压。对了,老人家,您一个人,到这里来干什么?

我是来找我儿子的。

这里面有问题啊!

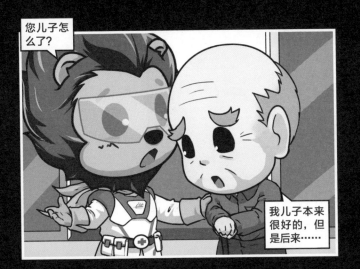

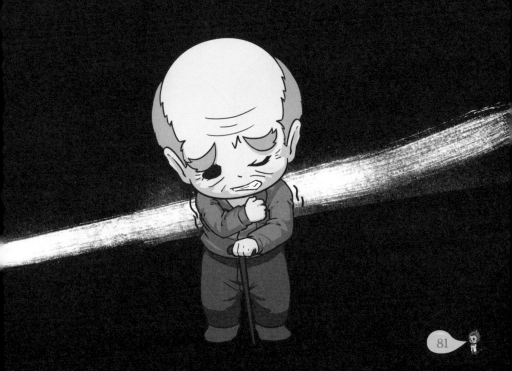

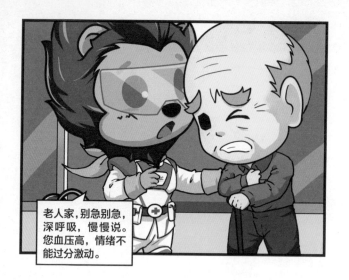

老人家,别急别急,深呼吸,慢慢说。您血压高,情绪不能过分激动。

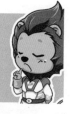

健康素养宝典

关注血压变化,控制高血压危险因素,高血压患者要学会自我健康管理。

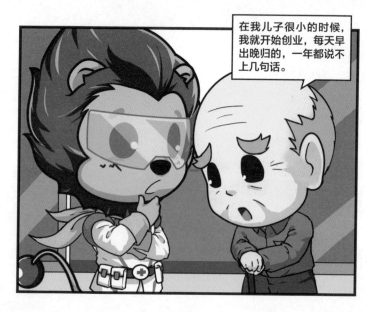

在我儿子很小的时候,我就开始创业,每天早出晚归的,一年都说不上几句话。

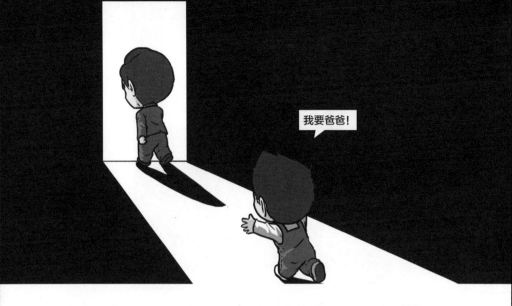

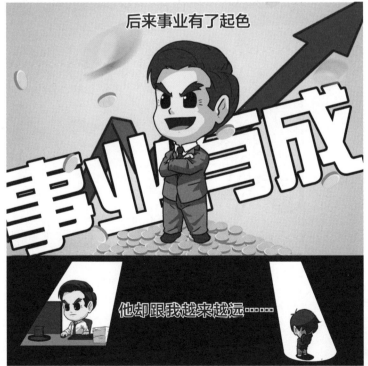

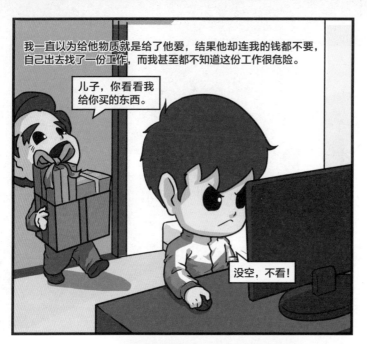

我一直以为给他物质就是给了他爱，结果他却连我的钱都不要，自己出去找了一份工作，而我甚至都不知道这份工作很危险。

儿子，你看看我给你买的东西。

没空，不看！

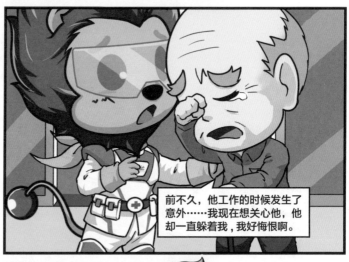

前不久，他工作的时候发生了意外……我现在想关心他，他却一直躲着我，我好悔恨啊。

健康素养宝典

通过亲子交流、玩耍促进儿童早期发展，发现心理行为发育问题要尽早干预。

第二十二回

拒绝毒品，预防药物依赖

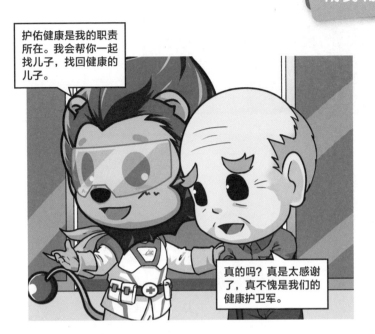

护佑健康是我的职责所在。我会帮你一起找儿子，找回健康的儿子。

真的吗？真是太感谢了，真不愧是我们的健康护卫军。

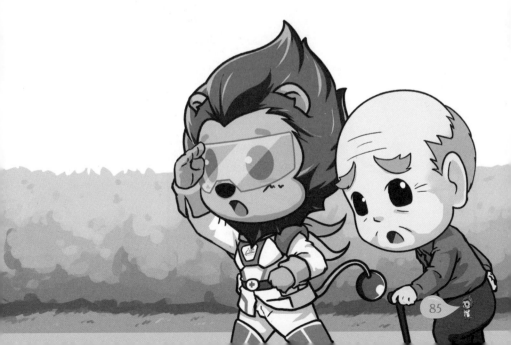

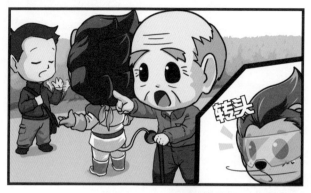

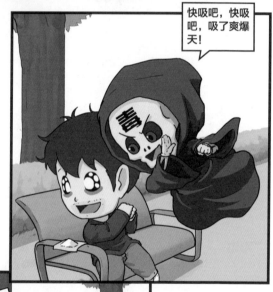

快吸吧，快吸吧，吸了爽爆天！

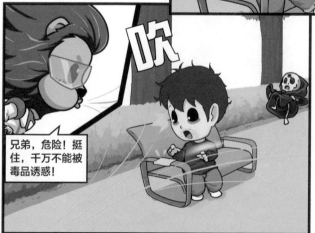

兄弟，危险！挺住，千万不能被毒品诱惑！

健康素养宝典

拒绝毒品。

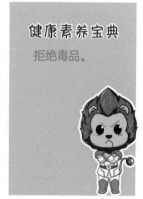

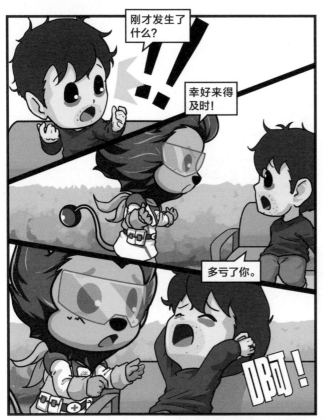
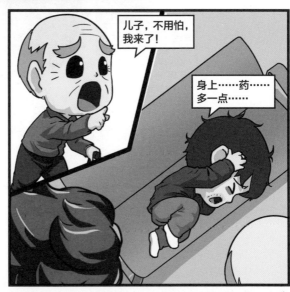

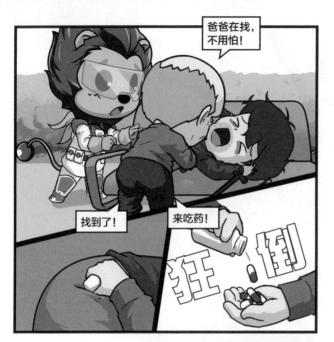

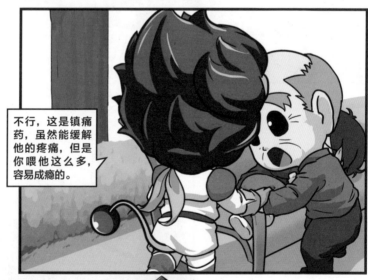

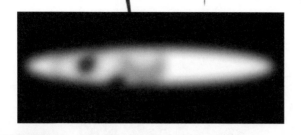

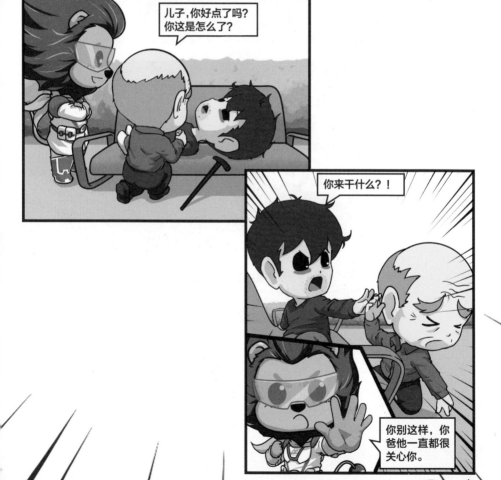

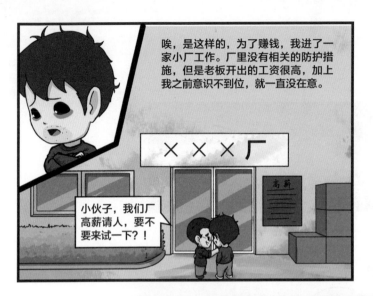

唉，是这样的，为了赚钱，我进了一家小厂工作。厂里没有相关的防护措施，但是老板开出的工资很高，加上我之前意识不到位，就一直没在意。

小伙子，我们厂高薪请人，要不要来试一下？！

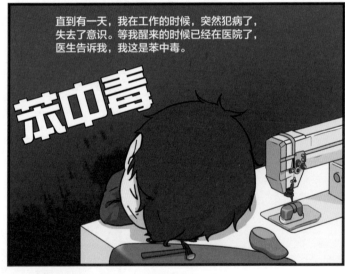

直到有一天，我在工作的时候，突然犯病了，失去了意识。等我醒来的时候已经在医院了，医生告诉我，我这是苯中毒。

苯中毒

健康素养宝典

劳动者要了解工作岗位和工作环境中存在的危害因素，遵守操作规程，注意个人防护，避免职业伤害。

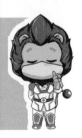

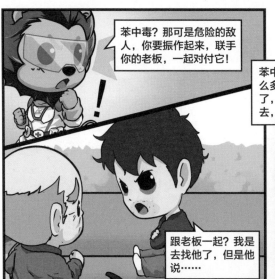

苯中毒？那可是危险的敌人，你要振作起来，联手你的老板，一起对付它！

苯中毒？这可跟我没关系，我这么多工人都没事，就你一个人得了，肯定是你自己的原因。去去去，别来找我。

跟老板一起？我是去找他了，但是他说……

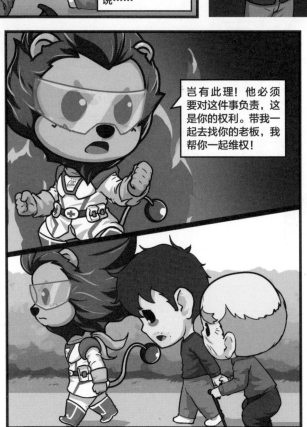

岂有此理！他必须要对这件事负责，这是你的权利。带我一起去找你的老板，我帮你一起维权！

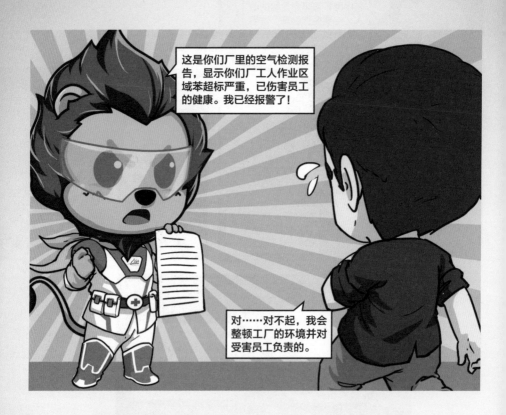

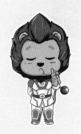

健康素养宝典

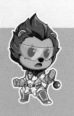

从事有毒有害工种的劳动者享有职业保护的权利。

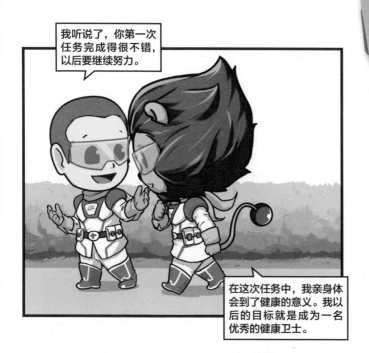

我听说了，你第一次任务完成得很不错，以后要继续努力。

在这次任务中，我亲身体会到了健康的意义。我以后的目标就是成为一名优秀的健康卫士。

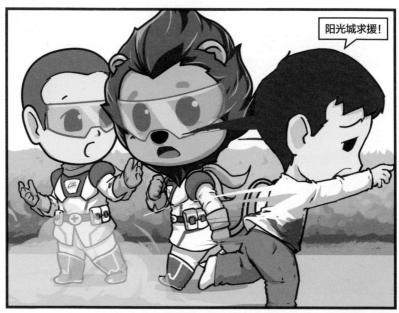

阳光城求援！

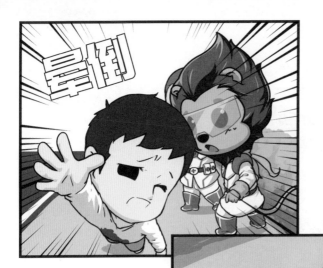

队长，他出了好多血，我们要赶快给他处理。

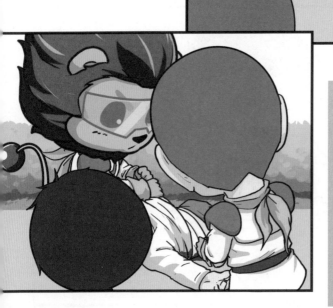

健康素养宝典

发生创伤出血量较多时，应当立即止血、包扎；对怀疑骨折的伤员不要轻易搬动。

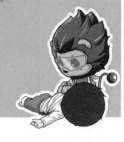

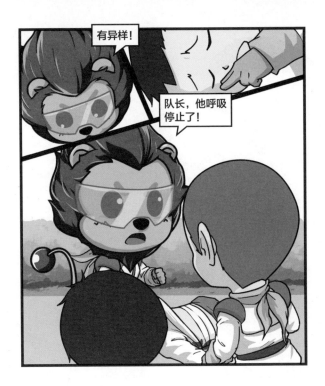

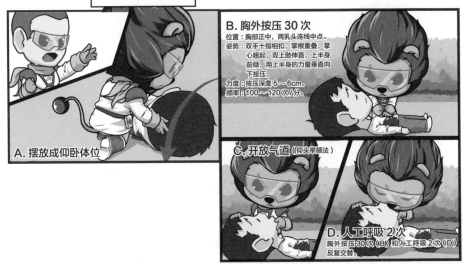

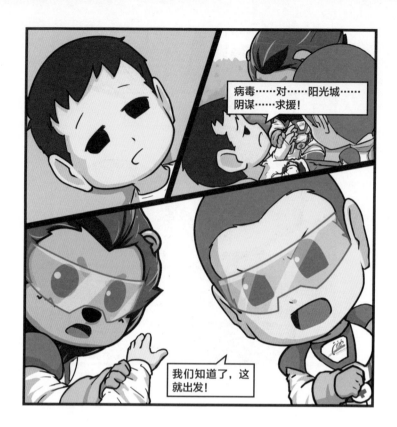

健康素养宝典

遇到呼吸、心跳骤停的伤病员，会进行心肺复苏。

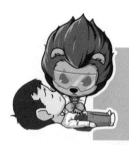

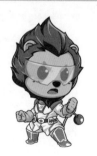

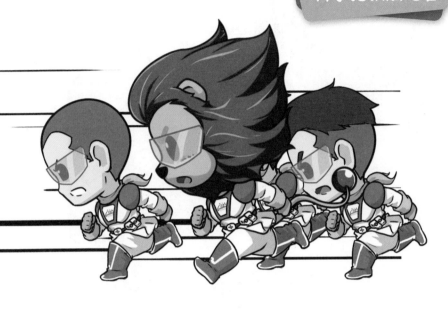

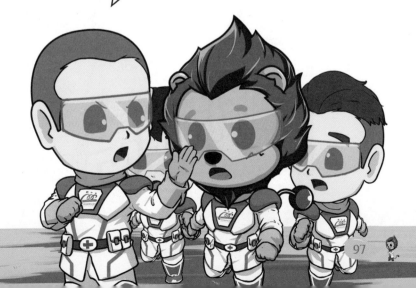

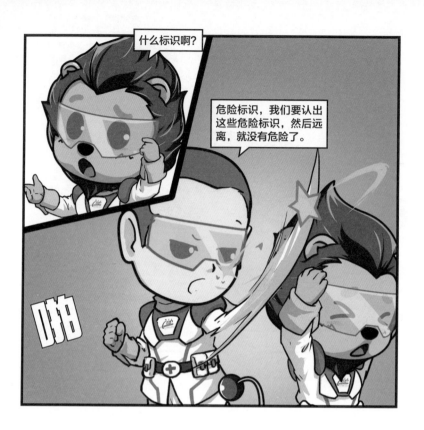

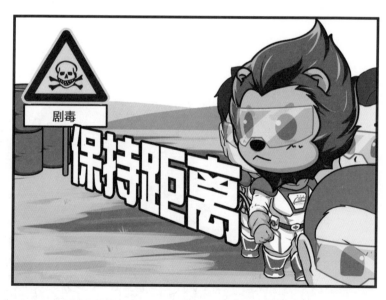

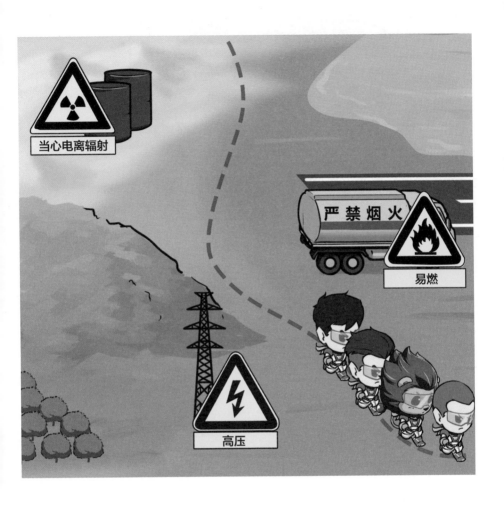

当心电离辐射

严禁烟火

易燃

高压

健康素养宝典

会识别常见的危险标识，如高压、易燃、易爆、剧毒、放射性、生物安全等，远离危险物。

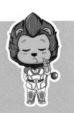

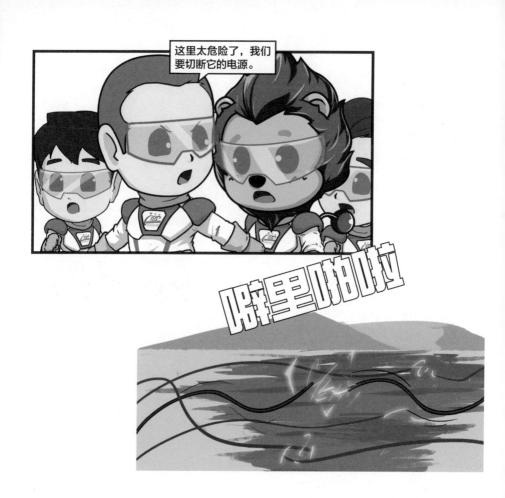

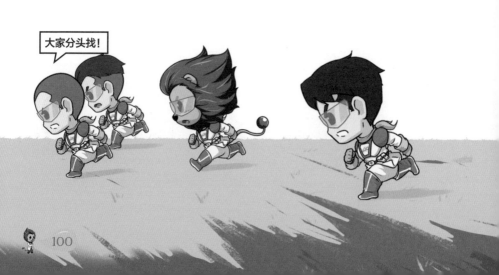

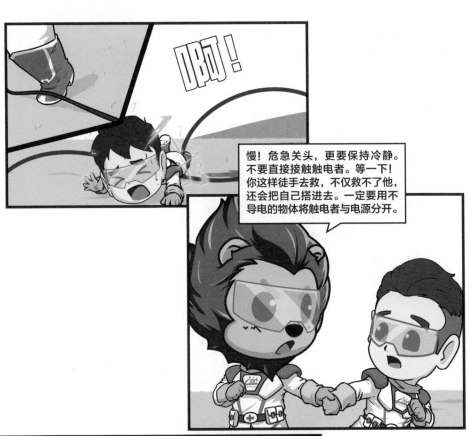

啪啊！

慢！危急关头，更要保持冷静。不要直接接触触电者。等一下！你这样徒手去救，不仅救不了他，还会把自己搭进去。一定要用不导电的物体将触电者与电源分开。

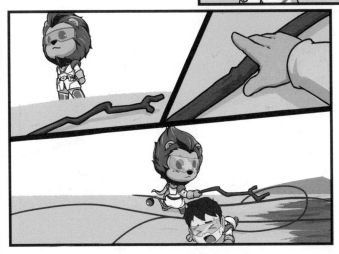

健康素养宝典

抢救触电者时，要首先切断电源，不要直接接触触电者。

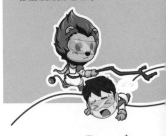

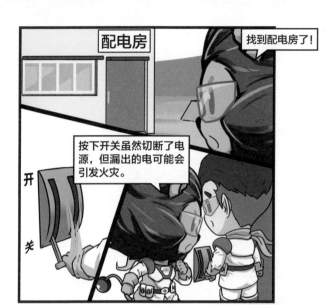

配电房

找到配电房了!

开

关

按下开关虽然切断了电源,但漏出的电可能会引发火灾。

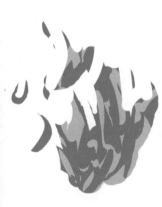

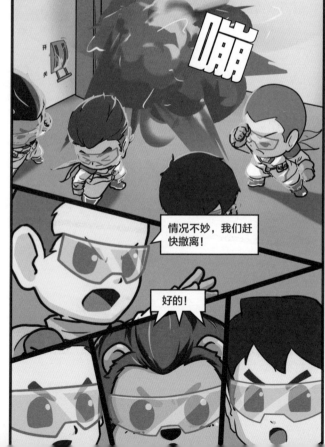

嘣

情况不妙,我们赶快撤离!

好的!

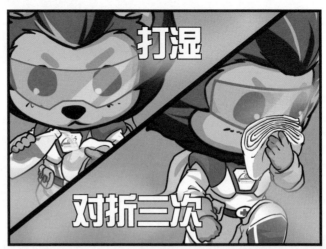

打湿

对折三次

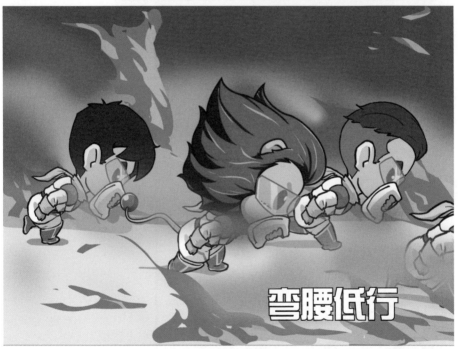

弯腰低行

健康素养宝典

发生火灾时，用湿毛巾捂住口鼻、低姿逃生，拨打火警电话119。

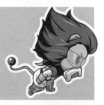

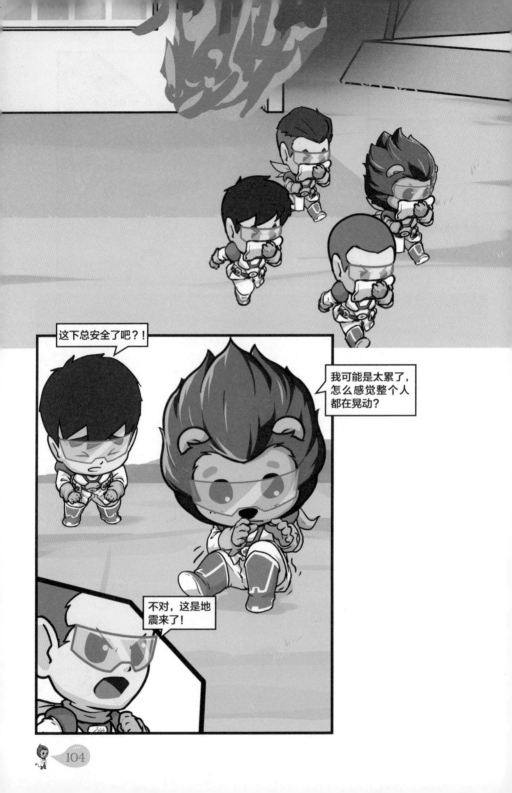

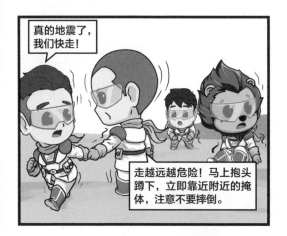

真的地震了，我们快走！

走越远越危险！马上抱头蹲下，立即靠近附近的掩体，注意不要摔倒。

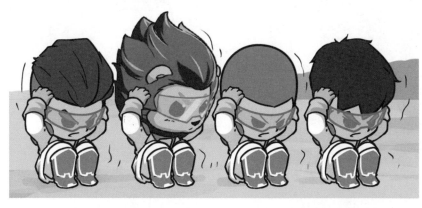

停了？！

趁现在，我们继续上路，赶快离开这里。

健康素养宝典

发生地震时，选择正确避震方式，震后立即开展自救互救。

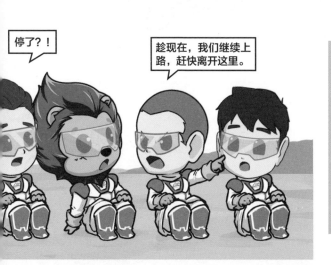

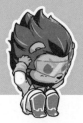

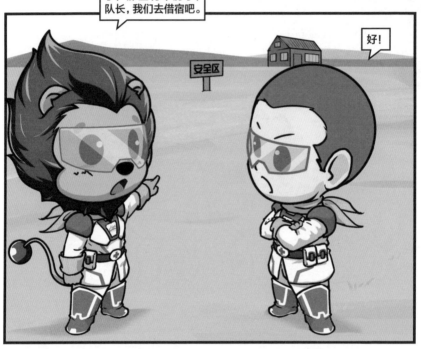

总算安全了。天快黑了，那里有个房子，队长，我们去借宿吧。

好！

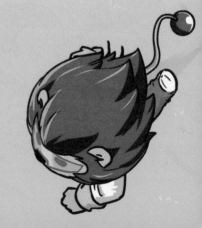

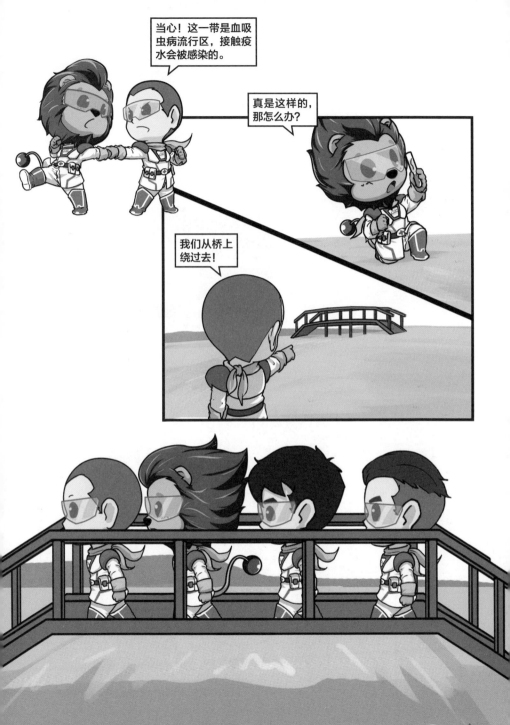

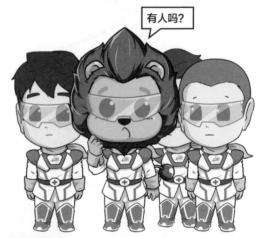

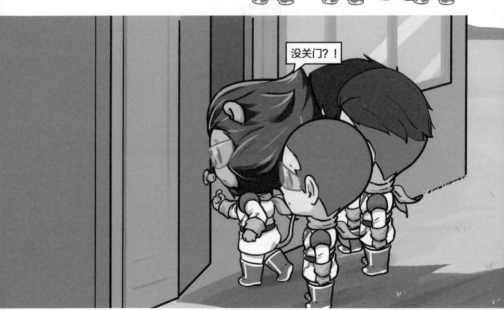

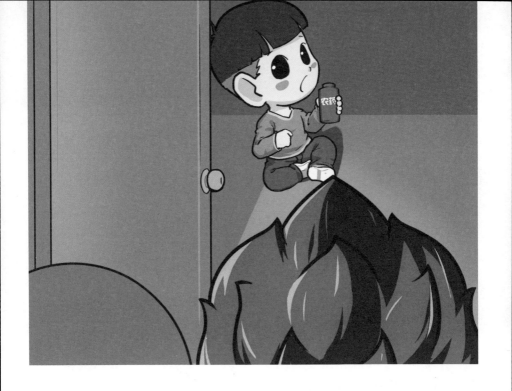

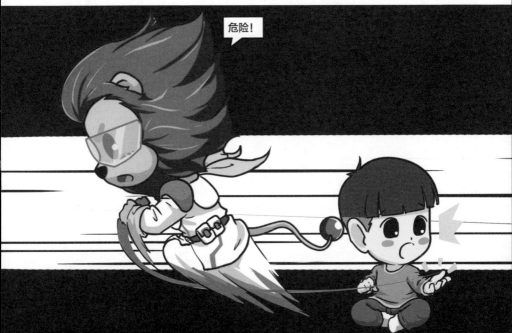

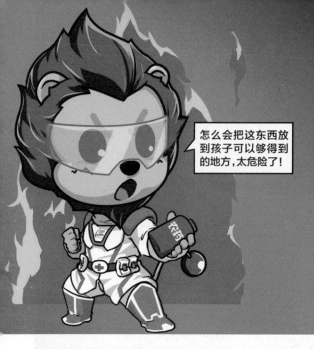

怎么会把这东西放到孩子可以够得到的地方,太危险了!

你们是谁?怎么会在我家里?!

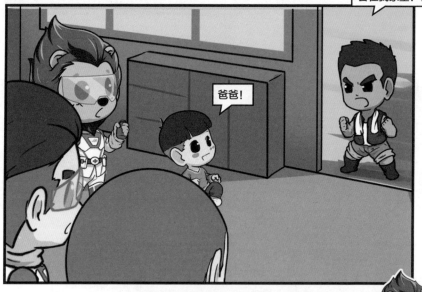

爸爸!

健康素养宝典

妥善存放和正确使用农药等有毒物品,谨防儿童接触。

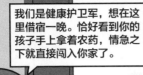

我们是健康护卫军，想在这里借宿一晚。恰好看到你的孩子手上拿着农药，情急之下就直接闯入你家了。

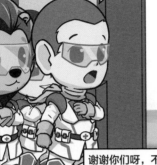

谢谢你们呀，不然我可要后悔终生了。我这就帮你们收拾住的地方。

那真是太感谢你了。我们发现你家的厕所需要改造。守护健康，从厕所革命开始！我们帮你改造。

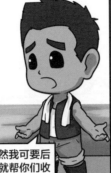

啊？

刚才进来的时候，我看到你家的厕所就一个棚加一个缸，粪便没有经过无害化处理，容易传播病菌。我们帮你修建一个无害化卫生厕所吧。

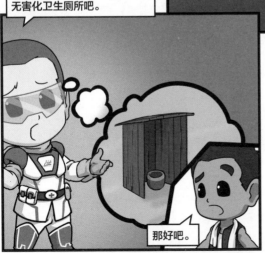

那好吧。

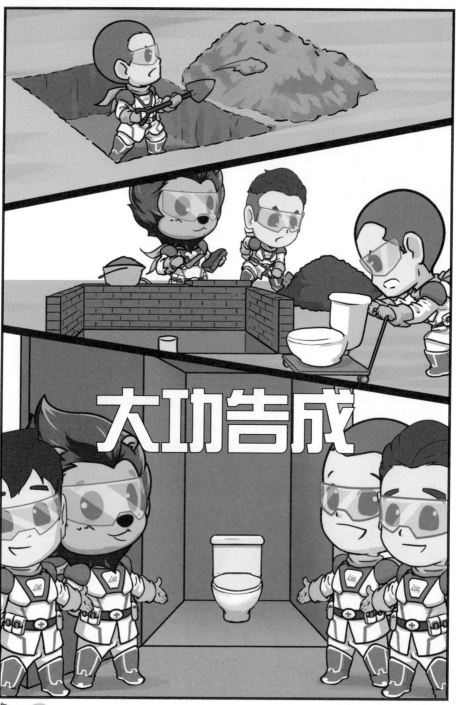

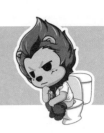

健康素养宝典

农村使用卫生厕所，管理好人畜粪便。

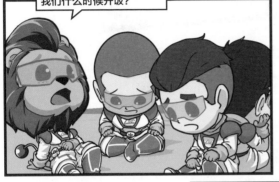

干了这么久的活，好饿呀！我们什么时候开饭？

我们不麻烦他们，自己去找吃的，走吧！

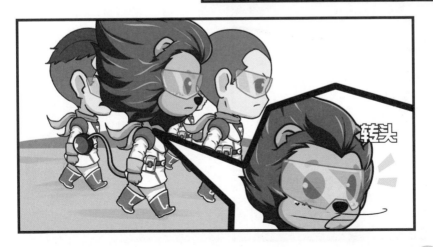

转头

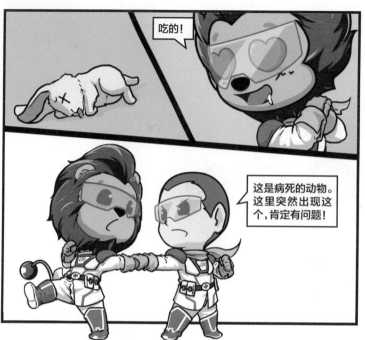

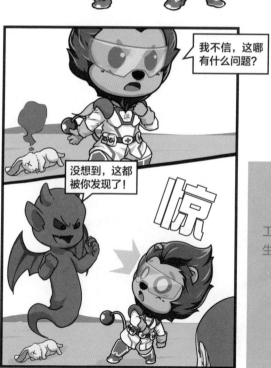

健康素养宝典

发现病死禽畜要报告，不加工、不食用病死禽畜，不食用野生动物。

第二十九回

消灭"四害"，预防狂犬病

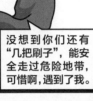

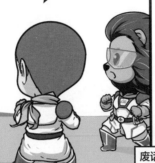

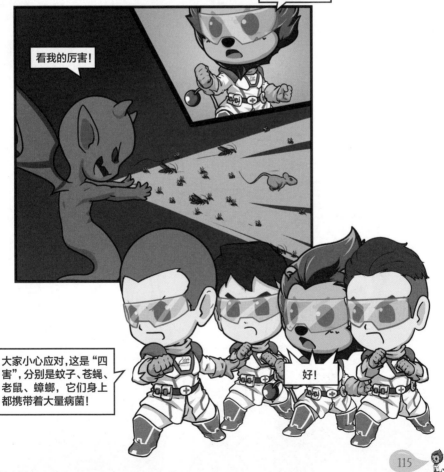

杀虫水阵

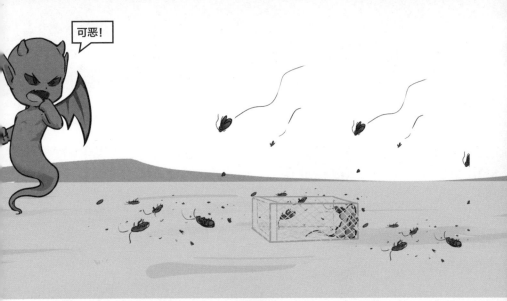

可恶！

健康素养宝典

蚊子、苍蝇、老鼠、蟑螂等会传播疾病。

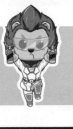

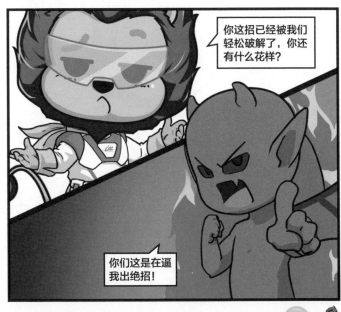

你这招已经被我们轻松破解了，你还有什么花样？

你们这是在逼我出绝招！

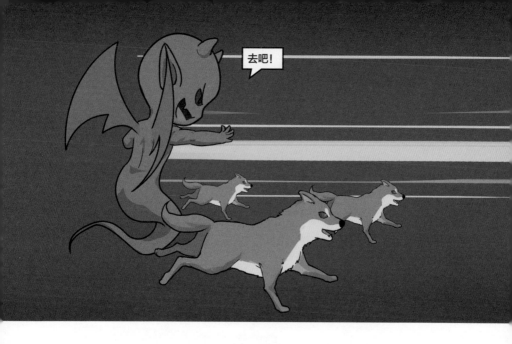

去吧！

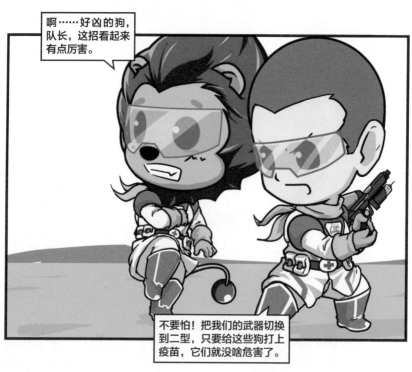

啊……好凶的狗，队长，这招看起来有点厉害。

不要怕！把我们的武器切换到二型，只要给这些狗打上疫苗，它们就没啥危害了。

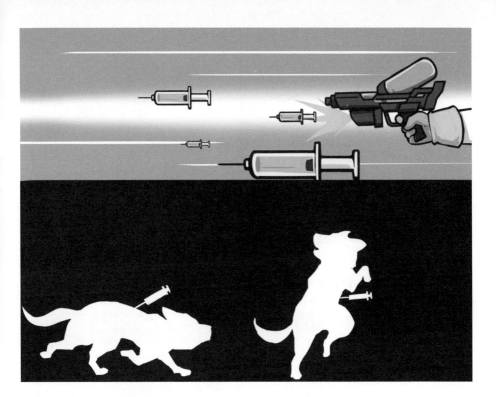

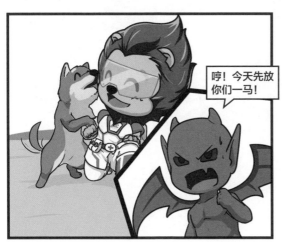

哼！今天先放你们一马！

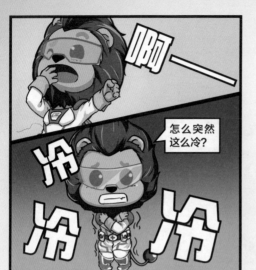

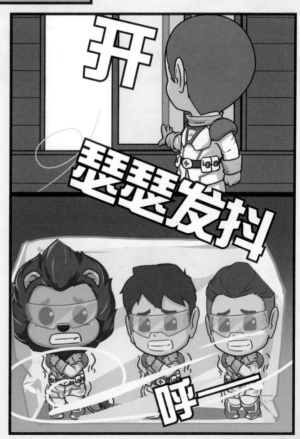

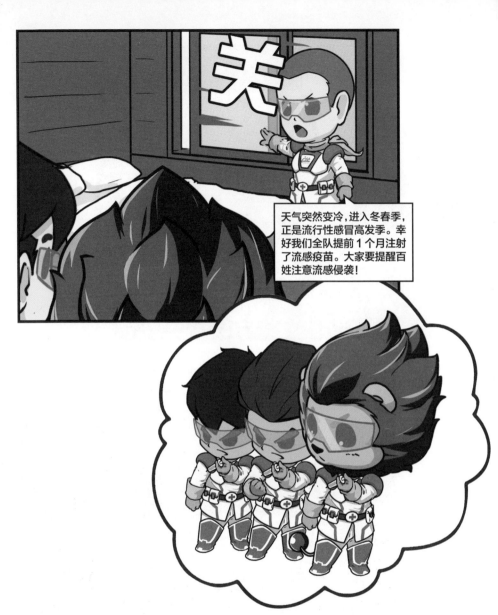

天气突然变冷，进入冬春季，正是流行性感冒高发季。幸好我们全队提前1个月注射了流感疫苗。大家要提醒百姓注意流感侵袭！

健康素养宝典

在流感流行季节前接种流感疫苗可减少患流感的机会或减轻患流感后的症状。

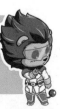

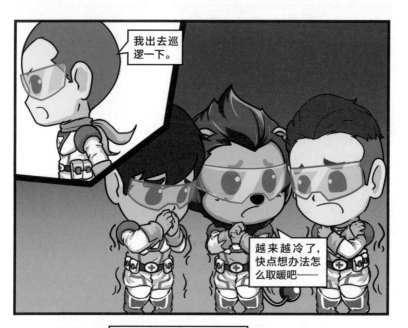

我出去巡逻一下。

越来越冷了，快点想办法怎么取暖吧——

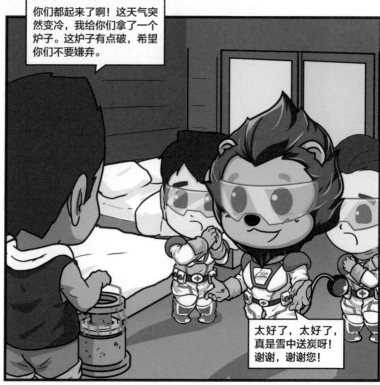

你们都起来了啊！这天气突然变冷，我给你们拿了一个炉子。这炉子有点破，希望你们不要嫌弃。

太好了，太好了，真是雪中送炭呀！谢谢，谢谢您！

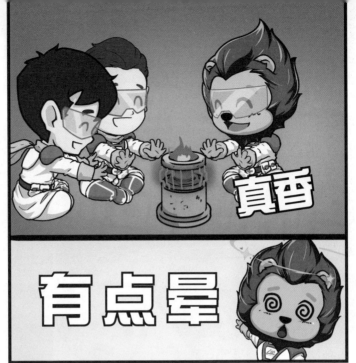

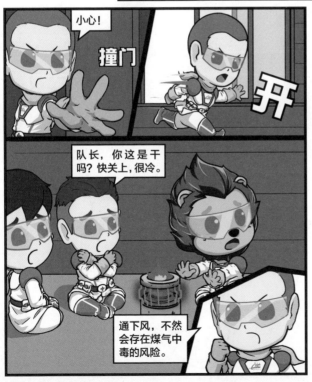

健康素养宝典

冬季取暖注意通风,
谨防煤气中毒。

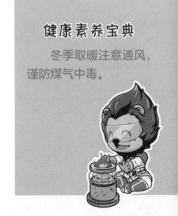

第三十一回

肺结核并不可怕

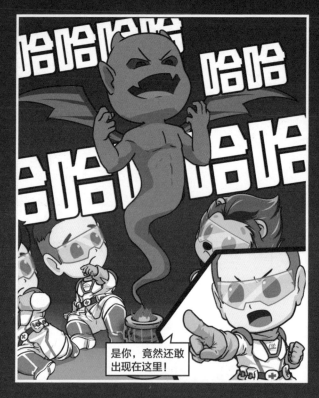

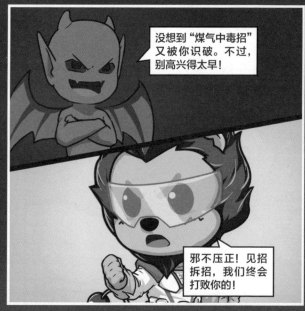

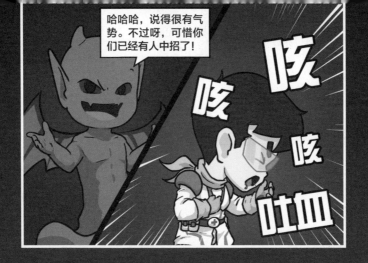

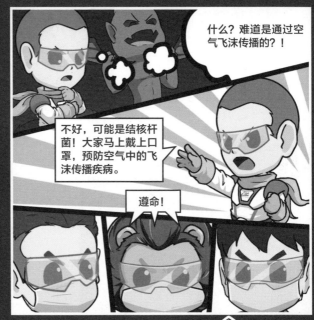

健康素养宝典

　　肺结核主要通过病人咳嗽、打喷嚏、大声说话等产生的飞沫传播；出现咳嗽、咳痰2周以上，或痰中带血，应当及时检查是否得了肺结核。

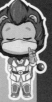

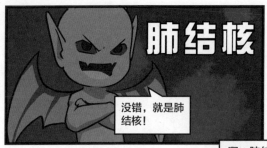

肺结核

没错，就是肺结核！

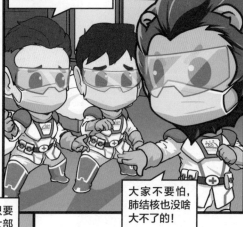

啊，肺结核，这怎么办啊？！

大家不要怕，肺结核也没啥大不了的！

曙光狮说得对，只要坚持规范治疗，大部分肺结核病人能够治愈。我们先把它打退，再进行治疗。

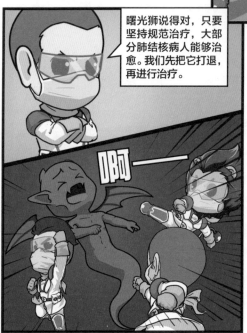

啊——

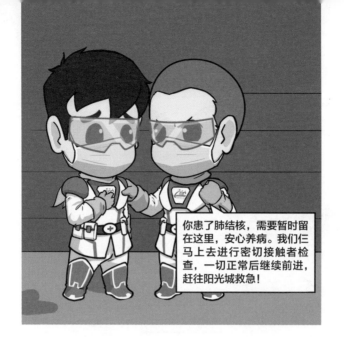

你患了肺结核，需要暂时留在这里，安心养病。我们仨马上去进行密切接触者检查，一切正常后继续前进，赶往阳光城救急！

三人作为密切接触者，开展胸部拍片检查、结核菌素（PPD）试验进行结核病初筛。很幸运，三人均为阴性。

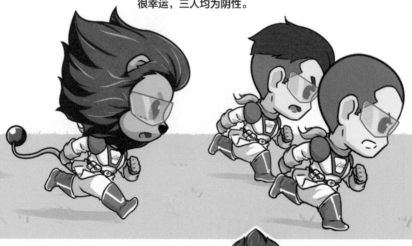

健康素养宝典

坚持规范治疗，大部分肺结核病人能够治愈，并能有效预防耐药结核的产生。

赶了这么长时间的路，总算到了。队长，这次任务到底是什么？你现在可以说了吧。

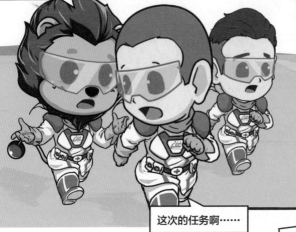

这次的任务啊……

不好！

救命啊！

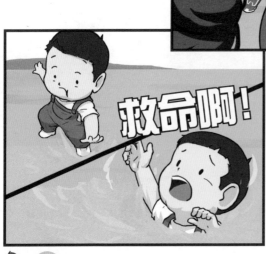

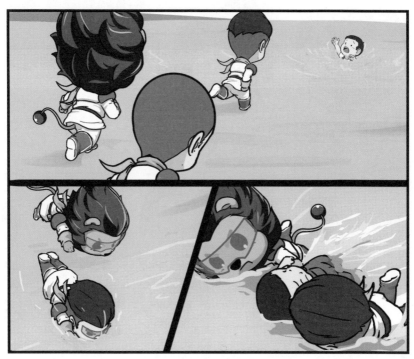

谢谢你们。

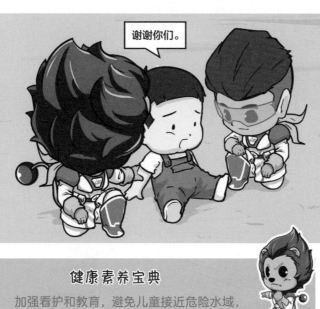

健康素养宝典

　　加强看护和教育，避免儿童接近危险水域，预防溺水。

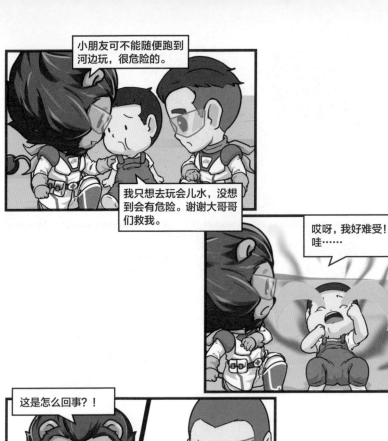

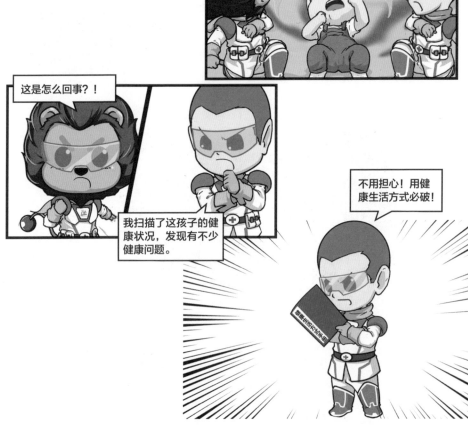

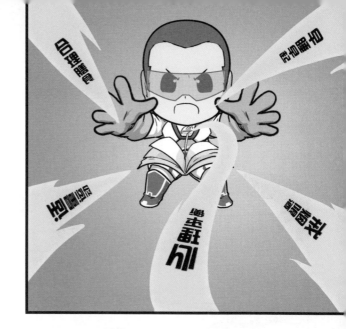

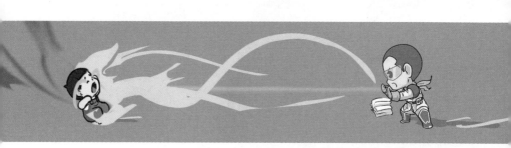

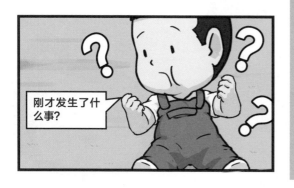

刚才发生了什么事？

健康素养宝典

　　青少年处于身心发展的关键时期，要培养健康的行为生活方式，预防近视、超重与肥胖，避免网络成瘾和过早性行为。

第三十三回

参加孕期检查，
提倡母乳喂养

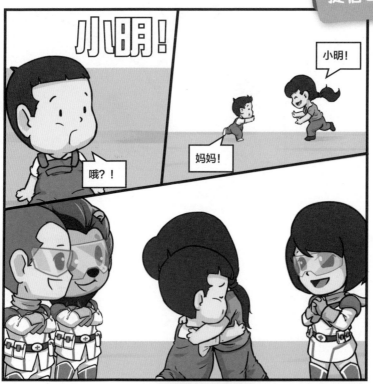

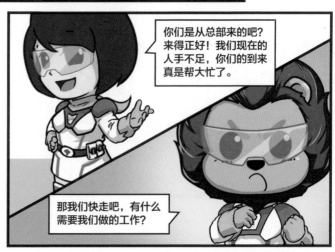

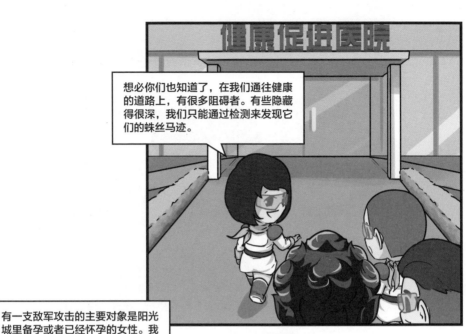

想必你们也知道了，在我们通往健康的道路上，有很多阻碍者。有些隐藏得很深，我们只能通过检测来发现它们的蛛丝马迹。

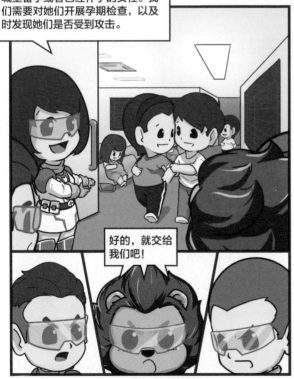

有一支敌军攻击的主要对象是阳光城里备孕或者已经怀孕的女性。我们需要对她们开展孕期检查，以及时发现她们是否受到攻击。

好的，就交给我们吧！

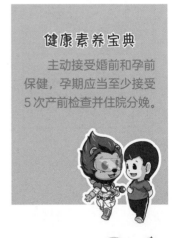

健康素养宝典

主动接受婚前和孕前保健，孕期应当至少接受5次产前检查并住院分娩。

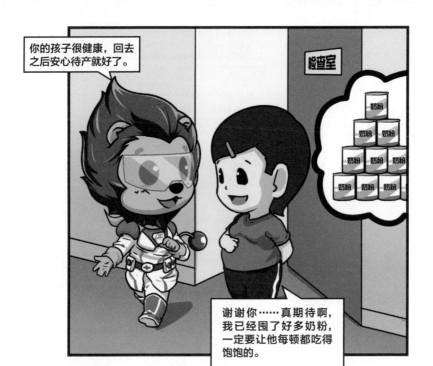

你的孩子很健康，回去之后安心待产就好了。

检查室

谢谢你……真期待啊，我已经囤了好多奶粉，一定要让他每顿都吃得饱饱的。

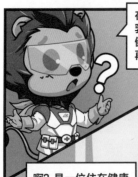

在宝宝出生后尽早开始母乳喂养，更有利于宝宝的健康成长。母乳不足时，再添加奶粉。

啊？是一位住在健康路136号的"育儿专家"告诉我的。他不会是"伪专家"吧？

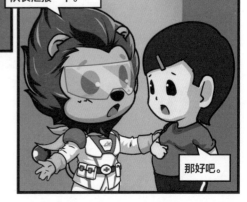

你先回去吧，我跟队长汇报一下。

那好吧。

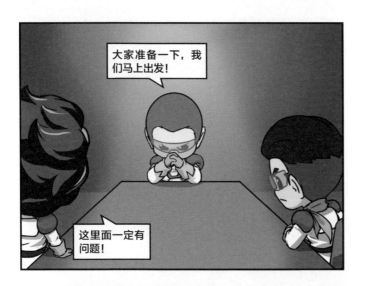

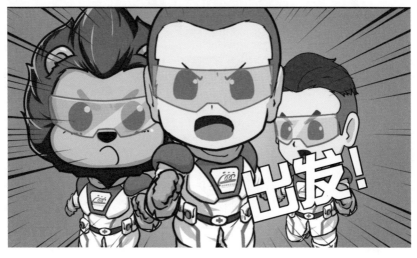

健康素养宝典

孩子出生后应当尽早开始母乳喂养，满6个月时合理添加辅食。

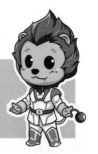

第三十四回
做好艾滋病的自我防护

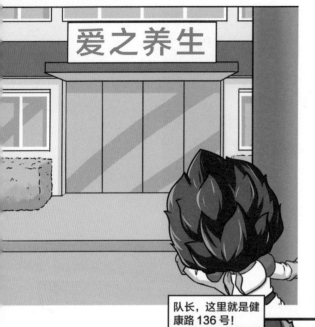

队长，这里就是健康路136号！

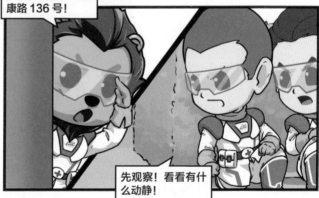

先观察！看看有什么动静！

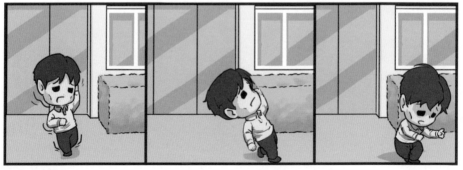

爱之养生

136

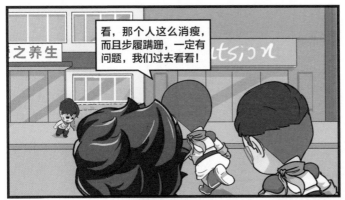

看，那个人这么消瘦，而且步履蹒跚，一定有问题，我们过去看看！

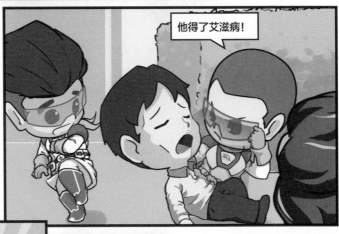

他得了艾滋病！

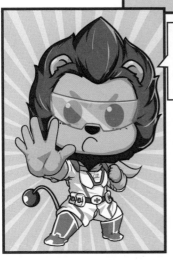

大家不要慌！艾滋病虽然可怕，但它的传播途径只有三条：血液、性接触和母婴传播，日常接触是不会传播的。

健康素养宝典

艾滋病、乙肝和丙肝通过血液、性接触和母婴三种途径传播，日常生活和工作接触不会传播。

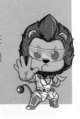

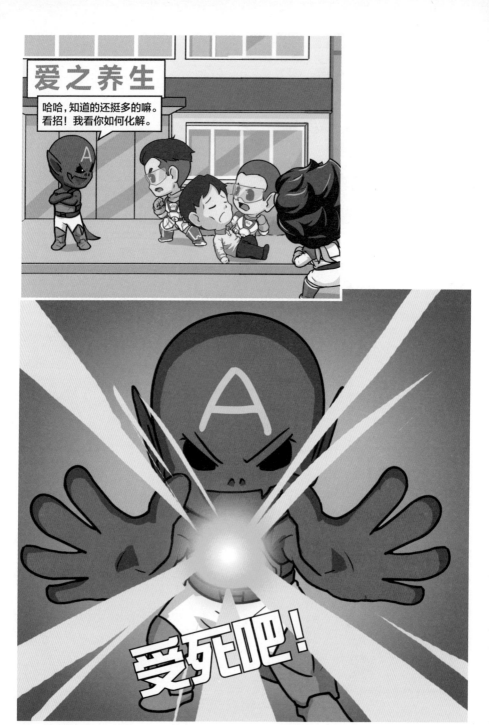

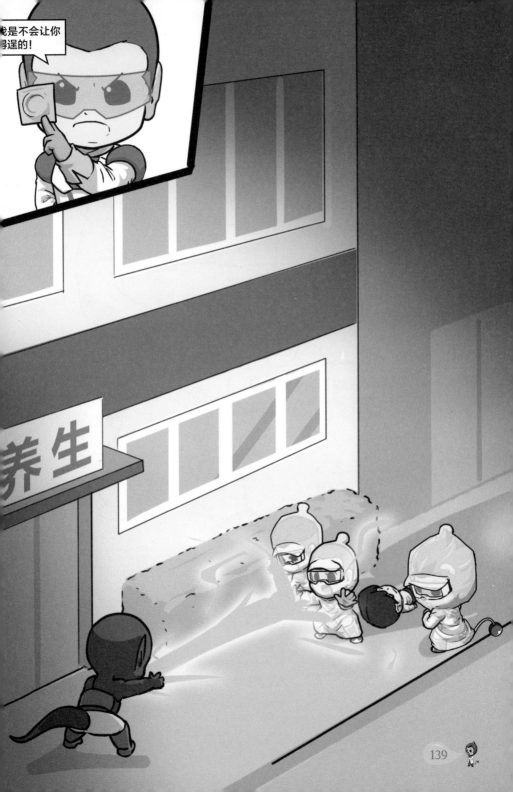

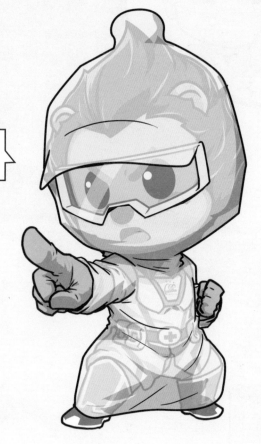

你这招没用，识相的话就赶快从阳光城离开。

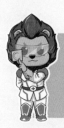

健康素养宝典

　　会正确使用安全套，减少感染艾滋病、性病的危险，防止意外怀孕。

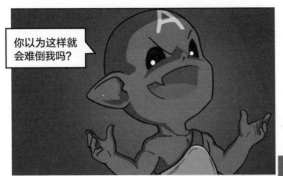

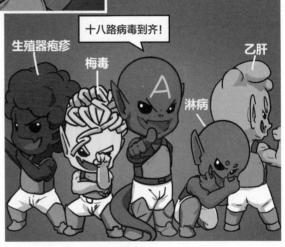

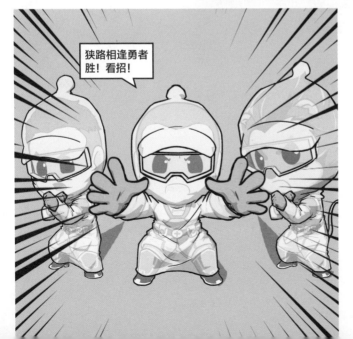

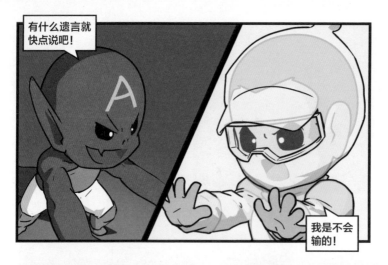

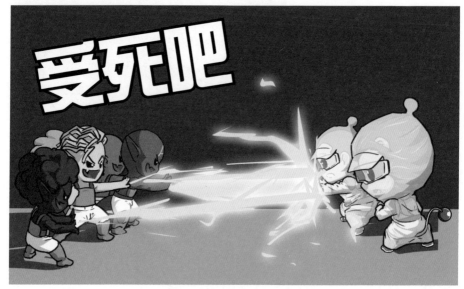

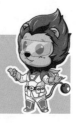

健康素养宝典

　　选择安全、高效的避孕措施，减少人工流产，关爱妇女生殖健康。

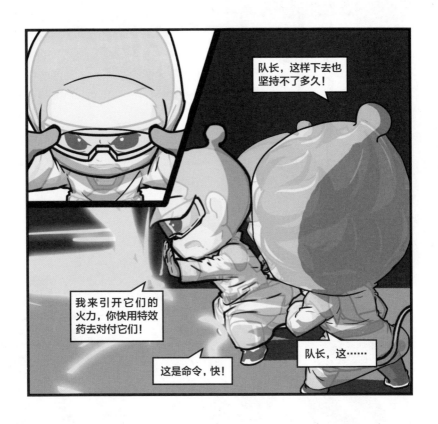

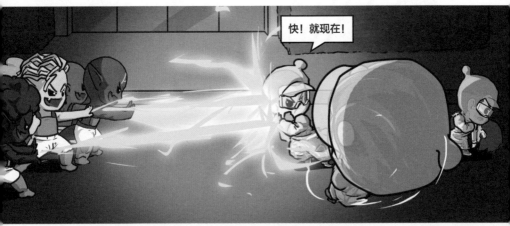

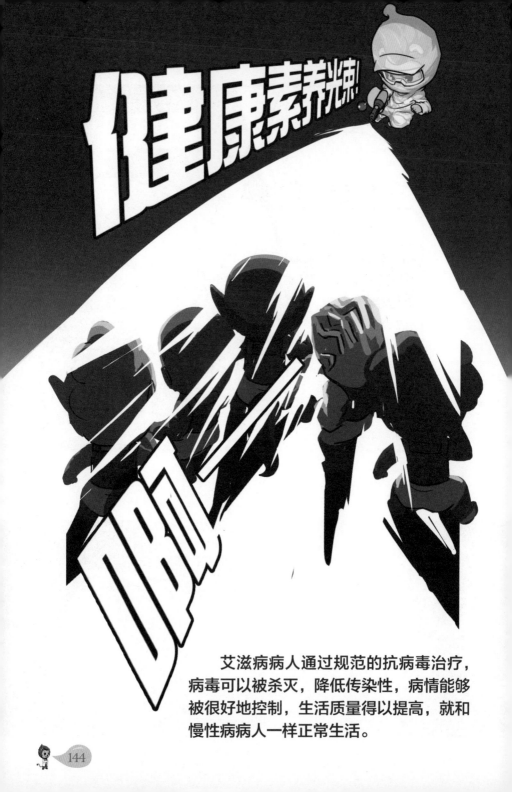

健康素养炼成！

啊！

艾滋病病人通过规范的抗病毒治疗，病毒可以被杀灭，降低传染性，病情能够被很好地控制，生活质量得以提高，就和慢性病病人一样正常生活。

三天后，曙光狮在健康卫士表彰大会上被授予勇者勋章！

35

在这次任务中，曙光狮与疾病作战的经验越来越丰富，已成为一名合格的健康护卫军战士。硝烟未散，曙光狮又投入到了帮助群众养成健康生活方式的战斗中。传播健康理念、宣传健康知识、传授健康技能，提升群众的健康素养和健康水平，为建设健康国而不懈努力！

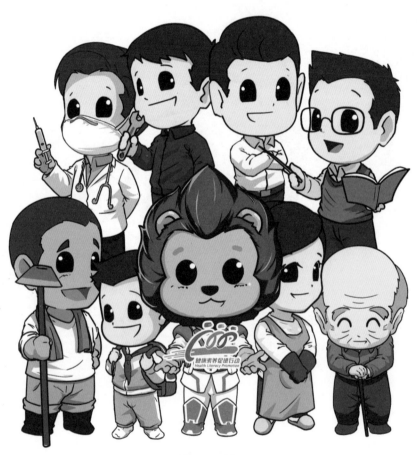

健康保卫战终